どこで

	親の役割	子どもの役割
○	・家族が食べる食卓で 　座位保持から独歩まで（6か月〜1歳）ハイチェア 　小走りし始めたら（1歳半〜2歳以降）ステップチェア 　座卓の場合は豆椅子（1〜2歳：背もたれ付き），年長では円座（3歳以降：硬めの正座用クッション） ハイチェア　　ステップチェア 豆椅子　　　クッション ・親がゆったり座っている 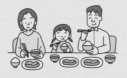 ・外出時は親が決めた場所を食事場所とする	・椅子に座って，足台に足を乗せている ・椅子に正座する（食卓の高さが適切ならば OK） 以下は望ましくないですが，「まあいいか」とし，やめたら注目を ・片膝を立てて座る ・足台がちゃんとあるのに，ぶらぶらさせる 
×	・親が食事の途中に，離席した子どもの相手をするため離席する ・親が食卓にないものを取りに何度も立ち上がる	・自分用の椅子があるのに，大人（兄弟）の椅子で食べる

✗	・テレビやビデオ，YouTube®，スマホを見せる ・親が食事中に食卓で授乳する	・食卓に登って遊ぶ ・食べ物を持って，別の場所で食べる ・お出かけ先で，食べ物屋の前で「今ここで食べる」という

(なにを)

	親の役割	子どもの役割
○	・栄養バランスの取れたメニューを決めて出す	・食べる ・全く食べない ・食べ残す ・嫌いなものを食べない ・好きなものだけを食べる ・その食卓のメニューのおかわり
✗	・なにを食べたいか子どもに聞く ・出すつもりではなかった食べ物を出す ・食べる順番を決めて守らせる ・食べ物をご褒美にする	・その食事のメニュー以外の物を要求

発達障害や経管栄養の悩みにも

子どもの偏食相談スキルアップ

子どもの偏食事例相談からどう読み解く？

著 大山 牧子

地方独立行政法人神奈川県立病院機構
神奈川県立こども医療センター偏食外来

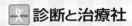
診断と治療社

特別コラム

偏食にしない食卓の5W 1H

When：いつ

発達年齢相当の食事時間帯に．

・～12か月：1～3回

・12～24か月：5回（3食＋2軽食）※母乳・人工乳はカウントしない

・24か月以降：4回（3食＋1軽食）

Where：どこで

食卓で．

・発達年齢相当の椅子と机の関係

・ながらなし

・母乳・人工乳の場合は食卓以外のいつもの哺乳場所で（1歳以降は母乳は寝室で）

Who/with whom：だれと

家族と．

・その時間帯に自宅にいて食事をする家族全て

What：なにを

家族と同じ食べ物を．

・2歳未満では生もの以外はOK．大人がWHOの塩分摂取基準6～7g/dで家族全員の食事を用意し，大人は後から好みの味付けに調整する．発達月齢6か月以降はとりわけ食を手づかみで食べる練習を始められる．子どもの摂取量は少ないので過度に塩分を気にしない．

ただし，塩分の多い食べ物をばっかり食べする場合は医師・栄養士に相談を．

はじめに

　2023 年 5 月に，食べることに関わる相談を受ける小児科医，保健医療従事者，保育士，栄養士などの専門家を対象に，外来や健診で使える小児摂食障害の予防と対処についての単行本「子どもの偏食外来　いつもの小児科外来や健診で役立つヒント」（診断と治療社，2023）を上梓しました．ありがたいことに，予想以上に多くの専門家から反響があり，そして，当事者の保護者の方にもお読みいただきました．2023 年 7 月から，全国で困っている保護者の身近で相談に乗れる仲間を増やしたいと，「子どもの偏食外来」をテキストに，元患者の保護者とともに支援者養成講座を開催しています．

　一方で，「『子どもの偏食外来』を読んだ．でも，目の前のクライエントに応用する際，戸惑いを感じてしまう」という声が多く聞かれます．これは，当然のことです．小児摂食障害の背景には，医学，栄養，摂食技能，感覚，心理社会，そして，支援者と養育者の価値観が複雑に絡み合うので，ほぐしたつもりでも，ほぐせていない部分があるからです．そして，私もまた，現在進行形で複数の事例で悩み続けている一人です．

　「子どもの偏食外来」の続編といえる本書では，これまで医師，栄養士，保健師，看護師，助産師，保育士などを対象にした講演会や支援者養成講座での質問をもとに，架空の事例を作り，それぞれの場合にどう対応するか，その根拠は何かについて，深堀しました．また，『子どもの偏食外来』では十分紹介できなかった，発達障害をもつ子どもや経管栄養中の子どもへの支援方法についても支援ポイントをまとめました．支援者の皆様の，解決の糸口になれば幸いです．

2024 年 12 月

大山牧子

この本の使い方

- 目次では「困りごとのショートタイトル」「発達月齢・年齢」をあげました．そこから各ページに行くと「具体的な質問」「対処」「解説・背景」「参照先」を読むことができます．

---

ex. 目次

ショートタイトル　　　　各 (掲載) ページ

No. 40 　感覚過敏やこだわり特性がある子どもの偏食への対応は？ ……… 67
　　　　発達年齢 `1〜3歳`

　　　　　　　└── 発達月齢・年齢

- 「関連項目一覧」には，離乳食の進め方，ばっかり食べ対策，発達障害児への支援，食べることに興味がない，経管栄養など，関連する項をまとめました．
- 本書の関連書籍である『子どもの偏食外来』(診断と治療社 2023 年) が参照先となっている質問については，「具体的な質問」の上に，『子どもの偏食外来』の参照先ページを示しています．

---

ex. 本文 (No.7)

関連書籍「子どもの偏食外来」の参照ページ

項　目	発達月齢・年齢
哺乳，離乳食，栄養	6〜24 か月

具体的な質問

参照　「子どもの偏食外来」>>> p.63 図 23, 24

- ミルクで育てられ体重がゆっくり増えていて，補完食の進みもゆっくりの場合に，ミルクの与え方 (量の目安と与える回数) をどうするように指導すればいいでしょうか．　　　　　　　　　　　　　　　(医師)
- 離乳食を与えている間やとりわけ食を始めたばかりの子どもでは，ミルクをどのくらい与えるのが適切ですか．　　　　　　　　　　(医師)

- 同じような質問でも，対応として異なるように見えるかもしれません．発達年齢を参考に，基本となることと違うことをご確認ください．
- 隙間時間でも拾い読みしやすいように，1 項目を短くしています．
- 様々な視点から解説していますので，同じような質問が複数出てきます．関連する質問項目を一緒にお読みいただけると理解が深まると思います．

食卓における親子の役割分担

- 就学前の子どもは，自分で健康な食を選んで，必要な量を食べるという技能の発達段階．
- 親は「いつ，どこで，なにを」という枠組みを決める責任がある（役割）．
- 親は，子どもは決められた枠組みの中で試行錯誤しながら食べ物を選び健康に育つと信じる．
- 子どもは決められた枠組みの中で，「食べる・食べない・どのくらい食べる」を選択する（役割）．

いつ

	親の役割	子どもの役割
○	・2歳まで：3食と2回軽食（朝，午前軽食，昼，午後軽食，夕食） ・2歳以降：3食と1回軽食（朝，昼，午後軽食，夕食） ・食事間隔を2.5〜3時間空ける ・1回の食事時間を15〜30分，およそ家族の食事時間とする	・食事時間が来たら座る ・食べなくても座っている ・家族と一緒に食べ終わる
×	・1日3回食 ・食事と食事の間に欲しがったら与える（だらだら食べ） ・1回の食事時間40分以上	・5分以下で席を立つ ・30分以上かかる ・好きな時に食べる ・食事と食事の間に食べる

どこで

親の役割	子どもの役割
・家族が食べる食卓で 　座位保持から独歩まで（6か月〜1歳）ハイチェア 　小走りし始めたら（1歳半〜2歳以降）ステップチェア 　座卓の場合は豆椅子（1〜2歳：背もたれ付き），年長では円座（3歳以降：硬めの正座用クッション） ハイチェア　ステップチェア 豆椅子　クッション ・親がゆったり座っている ・外出時は親が決めた場所を食事場所とする	・椅子に座って，足台に足を乗せている ・椅子に正座する（食卓の高さが適切ならば OK） 以下は望ましくないですが，「まあいいか」とし，やめたら注目を ・片膝を立てて座る ・足台がちゃんとあるのに，ぶらぶらさせる
・親が食事の途中に，離席した子どもの相手をするため離席する ・親が食卓にないものを取りに何度も立ち上がる	・自分用の椅子があるのに，大人（兄弟）の椅子で食べる

○ （上段）
× （下段）

✕	・テレビやビデオ，YouTube®，スマホを見せる ・親が食事中に食卓で授乳する 	・食卓に登って遊ぶ ・食べ物を持って，別の場所で食べる ・お出かけ先で，食べ物屋の前で「今ここで食べる」という

なにを

	親の役割	子どもの役割
〇	・栄養バランスの取れたメニューを決めて出す	・食べる ・全く食べない ・食べ残す ・嫌いなものを食べない ・好きなものだけを食べる ・その食卓のメニューのおかわり
✕	・なにを食べたいか子どもに聞く ・出すつもりではなかった食べ物を出す ・食べる順番を決めて守らせる ・食べ物をご褒美にする	・その食事のメニュー以外の物を要求

特別コラム

偏食にしない食卓の５W１H

When：いつ

発達年齢相当の食事時間帯に.
・～12か月：1～3回
・12～24か月：5回（3食＋2軽食）※母乳・人工乳はカウントしない
・24か月以降：4回（3食＋1軽食）

Where：どこで

食卓で.
・発達年齢相当の椅子と机の関係
・ながらなし
・母乳・人工乳の場合は食卓以外のいつもの哺乳場所で（1歳以降は母乳は寝室で）

Who/with whom：だれと

家族と.
・その時間帯に自宅にいて食事をする家族全て

What：なにを

家族と同じ食べ物を.
・2歳未満では生もの以外はOK. 大人がWHOの塩分摂取基準6～7g/日で家族全員の食事を用意し，大人は後から好みの味付けに調整する. 発達月齢6か月以降はとりわけ食を手づかみで食べる練習を始められる. 子どもの摂取量は少ないので過度に塩分を気にしない.
ただし，塩分の多い食べ物をばっかり食べする場合は医師・栄養士に相談を.

Why：なぜ

子どもは家族の食べる様子を見て，自分が食べるべきもの，食べる量をだんだん調整できるようになる能力を持っている．家族が，バランスよく健康的な食べ物を心から楽しんでいる様子を見せることが，偏食予防に最適．

How：どうやって

食卓での安心安全を担保し，ストレスのない状況で．
・食べることを強制しない．
・食べる，食べない，食べる量は子ども自ら決める．
・してほしくない行動には「知らんぷり」．ネガティブな行動やあそび食べには注目しないこと．
・してほしい行動が始まったら直ちに「ニコ」「いいね」．大袈裟に褒めない（褒めしろがなくなり効果がなくなる，もともと遊びたい子どもはハイテンションになって食べなくなる）．
・評価する言葉を避ける．たとえ褒め言葉でも「じょうず」「えらい」「お利口ね」などの評価語は具体性がないのでわかりにくく，もともと遊びたい子どもはテンションが上がり食べなくなったり，効果がなくなったりする．
・叱るのは逆効果：叱る場合はネガティブな行動に対してなので，叱るとかえって注目を浴びたと思い，その行動を助長する．
・発達年齢別食卓での話題：食べ物を主語に（人や動物に見立てる）「○○さんがおててに乗ったね．あれ，おしくらまんじゅうしてるね」，「ギーギー」「ガリガリ」「サクサク」などの擬音語を使って．

関連項目一覧

離乳食の進め方

☑ 離乳食の進め方①いつから・なにから・どこで（When，What，Where）
No.05 ……… 8

☑ 離乳食の進め方②スプーンで与え始めるポイント
No.06 ……… 9

☑ 離乳食の進め方③離乳食とミルクの回数
No.07 ……… 11

☑ 離乳食の進め方④タンパク質の進め方
No.08 ……… 13

☑ 離乳食の進め方⑤母乳で育っている小食の子ども
No.09 …… 14

母乳ばかりのんで食べない

☑ 離乳食の進め方⑤母乳で育っている小食の子ども
No.09 ….. 14

☑ 母乳以外は海苔しか食べない
No.19 ….. 30

☑ やせ，頻回授乳，食事が進まない
No.28 ….. 48

☑ 小食な子どもの卒乳の進め方
No.29 ….. 50

☑ 乳汁のみで離乳食を食べない子どもの栄養指導
No.30 ….. 52

ばっかり食べ対策（食べもののバラエティを増やす）

☑ ご飯と魚しか食べない小食の早産児の対応
No.36 ….. 60

☑ 食べものへのこだわりが強い子どもへの対策（支援のためのエッセンス）
No.39 …. 65

☑ 楽しく食卓につくというはじめの一歩
No.40 …. 67

☑ 偏食がなかなか改善しない場合の解きほぐしのポイント
No.41 …. 69

☑ 食べ飽きを防ぐ方法，栄養素別メニューリストを作ろう
No.42 …. 71

☑ 食事や軽食の間隔を 2.5〜3 時間空ける意味
No.43 …. 74

☑ 顕微鏡的変化とは
No.46 …. 80

☑ 水分を摂取したがらない発達障害をもつ子ども　No.50 ····· 88

☑ 口腔感覚対応食　No.51 ····· 90

☑ 発達段階に合わせた感覚口腔機能ステップ　No.61 ··· 104

☑ 食べられるものを増やす工夫　No.62 ··· 106

☑ 睡眠調整　No.76 ··· 128

偏食をもつ発達障害をもつ子どもへの支援

☑ 自閉スペクトラム症の子どもへの対応　No.45 ····· 78

☑ 偏食があるので発達障害ではと不安を抱える保護者への対応　No.47 ····· 83

☑ 発達障害をもつ子どもとその家族に対する支援での基本　No.49 ····· 86

☑ 発達グレーの偏食をもつ子どもへの対応：自食優先？　バラエティ優先？

No.49 ····· 86

☑ 水分を摂取したがらない発達障害をもつ子ども　No.50 ····· 88

☑ 長期にわたって決まったものしか食べない自閉スペクトラム症の子ども

No.51 ····· 90

☑ 摂食のための SOS アプローチの基本原則　No.69 ··· 119

食べることに興味がない

☑ 哺乳瓶を受付けない　No.03 ········ 4

☑ 飲まない，食べない（覚醒レベルの調節不全）（乳児型食思不振症）　No.04 ········ 6

☑ 食べられる品数はあるが，食べる量が少ない（乳児型食思不振症）　No.37 ····· 62

☑ 食べることに興味がない子ども①保護者へのアプローチ（食卓における親子
の役割分担）　No.57 ····· 98

☑ 食べることに興味がない子ども②子どもへのアプローチ（食べることに興味
がない子どもへの対応）　No.58 ··· 100

☑ 保護者が食事に興味がない場合　No.59 ··· 102

経管栄養中の子どもへの支援

- ☑ 経管栄養中の子どもへの支援①間接的アプローチの代わりに味見を　No.63 … 108
- ☑ 経管栄養中の子どもへの支援②経管栄養中の子どもに経口摂取をすすめるための始めのステップ　No.64 … 109
- ☑ 経管栄養中の子どもへの支援③人工呼吸器，胃ろうケアを受けている子どもの評価と支援　No.65 … 111
- ☑ 経管栄養中の子どもへの支援④予後について　No.66 …113
- ☑ 経管栄養中の子どもへの支援⑤ ADHD 特性をもつ経管栄養中の子どものバラエティを増やすには　No.67 … 114
- ☑ 経管栄養中の子どもへの支援⑥摂食技能アップ，感覚特性への対応　No.68 … 116
- ☑ 注入量の減らし方とよくあるトラブル対策　No.68 … 116

偏食をもつ子どもの保護者支援

- ☑ 発達グレーの偏食をもつ子どもへの対応：自食優先？　バラエティ優先？　No.49 …… 86
- ☑ 偏食をもつ子どもの保護者支援①支援者のあり方　No.72 … 123
- ☑ 偏食をもつ子どもの保護者支援②好き嫌いに悩む保護者への支援の一歩　No.73 … 124
- ☑ 偏食をもつ子どもの保護者支援③保育所と家族との協力　No.74 … 125
- ☑ 偏食をもつ子どもの保護者支援④まずは食卓に座ることから　No.75 … 127
- ☑ 偏食をもつ子どもの保護者支援⑤具体的な状況からヒントを探そう　No.76 … 128

野菜嫌い

- ☑ 野菜嫌いへの対応①（解説編）　No.33 …… 56
- ☑ 野菜嫌いへの対応②（実践編）　No.34 …… 57

目　次

はじめに iii

この本の使い方 iv

食卓における親子の役割分担 v

特別コラム viii

関連項目一覧 x

本書で使用する用語解説 xviii

No. 01 効果的な吸着，飲みとれているサインは？ 1
発達月齢・年齢　〜4か月

No. 02 反射飲みから随意飲みのタイミングは？ 3
発達月齢・年齢　2週〜5か月

No. 03 哺乳びんを受け付けないときは？ 4
発達月齢・年齢　4か月

No. 04 飲まない，食べないときは？ 6
発達月齢・年齢　4〜12か月

No. 05 離乳食の進め方①いつから・なにから・どこで（When, What, Where）.... 8
発達月齢・年齢　6か月〜

No. 06 離乳食の進め方②スプーンで与え始めるポイント 9
発達月齢・年齢　6〜12か月

No. 07 離乳食の進め方③離乳食とミルクの回数 11
発達月齢・年齢　6〜24か月

No. 08 離乳食の進め方④タンパク質の進め方 13
発達月齢・年齢　6〜12か月

No. 09 離乳食の進め方⑤母乳で育っている小食の子ども 14
発達月齢・年齢　6〜24か月

No. 10 先天性代謝異常で見落としてはいけないものは？ 16
発達月齢・年齢　0〜4歳

No. 11 器質的な疾患で見落としてはいけないものは？ 18
発達月齢・年齢　0〜4歳

No. 12 NICU長期入院など，経管栄養が長かった子どもの移行期支援は？ 19
発達月齢・年齢　4か月〜4歳

No. 13 病児の経口摂取可能の判断は？ 21
発達月齢・年齢　4か月〜4歳

No. 14 えずきや吐きだしへの対処は？ 22
発達月齢・年齢 6か月〜4歳

No. 15 口の中にためこむ，丸のみするときは？ 24
発達月齢・年齢 6か月〜4歳

No. 16 咀嚼力がないと誤嚥を起こしやすい？ 26
発達年齢 1〜2歳

No. 17 ベビーフードばかり食べさせていいの？ 28
発達年齢 〜2歳

No. 18 母乳ばかり飲んでいるから食べないの？ 29
発達年齢 1〜2歳

No. 19 母乳以外は海苔しか食べないときは？ 30
発達年齢 1〜2歳

No. 20 保育所での預かりを断られたときの対応は？ 32
発達年齢 1歳

No. 21 早産児の栄養支援は？ 34
発達年齢 1歳

No. 22 専門家につなぐタイミングは？ 36
発達月齢・年齢 7〜12か月

No. 23 離乳食のステージが進まない，体重が増えないときは？ 38
発達年齢 1歳

No. 24 保育所での食事を食べられるか？ 40
発達月齢・年齢 1歳1か月

No. 25 吸い食べをするときは？ 42
発達年齢 1〜5歳

No. 26 離乳後期食でむせる5歳の重症心身障がいをもつ子どもの対応は？ 44
発達年齢 1〜5歳

No. 27 粒でむせたり嘔吐したりする気道の先天異常既往のある子どもの対応は？ 46
発達年齢 1〜2歳

No. 28 やせ，頻回授乳，食事が進まないときは？ 48
発達年齢 1〜2歳

No. 29 小食な子どもの卒乳の進め方は？ 50
発達年齢 1〜2歳

No. 30 乳汁のみで離乳食を食べない子どもの栄養指導は？ 52
発達年齢 1〜2歳

No. 31 野菜はいちょう切りしか食べないときの対応は？ 54
発達年齢 1〜2歳

No. 32 偏食をもつ子どもの対応：保育所のあり方は？ 55
発達年齢 1〜6歳

No. 33 野菜嫌いへの対応①（解説編） 56
発達年齢 1〜3歳

No. 34 野菜嫌いへの対応②（実践編） 57
発達年齢 1〜3歳

No. 35 1歳半頃急に食べなくなるのはどうして？ 59
発達年齢 1〜3歳

No. 36 ご飯と魚しか食べない小食の早産児の対応は？ 60
発達年齢 3歳

No. 37 食べられる品数はあるが，食べる量が少ないときは？ 62
発達年齢 2〜6歳

No. 38 偏食，小食があり成長に焦りのある保護者に対する支援は？ 64
発達年齢 2〜6歳

No. 39 3歳でバナナしか食べない子どもの対応は？ 65
発達年齢 3歳

No. 40 感覚過敏やこだわり特性がある子どもの偏食への対応は？ 67
発達年齢 1〜3歳

No. 41 白米とミルクを好み，野菜を食べるよう促されたら保育所通所拒否に 69
発達年齢 3歳

No. 42 感覚過敏やこだわり特性がある偏食をもつ子どもへの栄養士としての
アプローチは？ 71
発達年齢 1〜3歳

No. 43 特定の食べ物しか食べようとしない子どもへの対応は？ 74
発達年齢 3歳

No. 44 発達障害で偏食やこだわりが強い場合は？ 76
発達年齢 3〜5歳

No. 45 自閉スペクトラム症の子どもへの対応は？ 78
発達年齢 3〜5歳

No. 46 決まったものしか食べないときは？ 80
発達年齢 5歳

No. 47 偏食があるので発達障害ではと不安を抱える保護者への対応は？ 83
発達月齢・年齢 6か月〜2歳

No. 48 偏食による身体への影響は？ 85
発達年齢 2〜6歳

No. 49 発達グレーの偏食をもつ子どもへの対応：自食優先？　バラエティ優先？ 86
発達年齢 2歳

No. 50 水分を摂取したがらない発達障害をもつ子どもの対応は？ 88
発達年齢 2〜6歳

No. 51 長期にわたって決まったものしか食べない自閉スペクトラム症の子どもの対応は？ ………………… 90
発達年齢 3～6歳

No. 52 口腔感覚過敏は生まれつき？ ……………………………… 92
発達月齢・年齢 0歳～

No. 53 感覚特性による偏食の予後と対応は？ ……………………… 93
発達月齢・年齢 0歳～

No. 54 偏食とことばの発達に関連はある？ ………………………… 94
発達年齢 1～6歳

No. 55 食事時間の調整をするとなぜいいの？ ……………………… 95
発達年齢 1～6歳

No. 56 座卓の場合の調整は？ ……………………………………… 96
発達年齢 ～6歳

No. 57 食べることに興味がない子ども①保護者へのアプローチ …… 98
発達年齢 1～3歳

No. 58 食べることに興味がないこども②子どもへのアプローチ …… 100
発達年齢 1～6歳

No. 59 保護者が食事に興味がない場合は？ ………………………… 102
発達年齢 1～6歳

No. 60 「無理に食べさせるとトラウマになる」とだけいわれた保護者への対応は？ ……………………… 103
発達年齢 1～2歳

No. 61 「本人が食べたそうにしたらいつでも与えるように」といわれた保護者への対応は？ ……………… 104
発達年齢 1～2歳

No. 62 食べられるものを増やす工夫は？ ………………………… 106
発達年齢 1～3歳

No. 63 経管栄養中の子どもへの支援①間接的アプローチの代わりに味見を …… 108
発達年齢 1～3歳

No. 64 経管栄養中の子どもへの支援②経管栄養中の子どもに経口摂取をすすめるための始めのステップ ……………… 109
発達年齢 1～4歳

No. 65 経管栄養中の子どもへの支援③人工呼吸器，胃ろうケアを受けている子どもの評価と支援 ……………… 111
発達年齢 1～4歳

No. 66 経管栄養中の子どもへの支援④予後について ……………… 113
発達年齢 1～4歳

No. 67 経管栄養中の子どもへの支援⑤ ADHD 特性をもつ経管栄養中の子どものバラエティを増やすには ⋯⋯⋯⋯⋯ 114
発達年齢 5〜6歳

No. 68 経管栄養中の子どもへの支援⑥摂食技能アップ，感覚特性への対応 ⋯ 116
発達年齢 〜6歳

No. 69 支援方法の違いに戸惑いがあるときは？ ⋯⋯⋯⋯⋯⋯⋯⋯⋯ 119
発達年齢 〜6歳

No. 70 最近の偏食の捉え方は変わった？ ⋯⋯⋯⋯⋯⋯⋯⋯⋯⋯ 121
発達年齢 〜6歳

No. 71 なぜ食べないのか知るポイントは？ ⋯⋯⋯⋯⋯⋯⋯⋯⋯ 122
発達年齢 1〜6歳

No. 72 偏食をもつ子どもの保護者支援①支援者のあり方 ⋯⋯⋯⋯ 123
発達年齢 1〜6歳

No. 73 偏食をもつ子どもの保護者支援②好き嫌いに悩む保護者への支援の一歩 ⋯ 124
発達年齢 1〜6歳

No. 74 偏食をもつ子どもの保護者支援③保育所と家族との協力 ⋯⋯⋯ 125
発達年齢 1〜4歳

No. 75 偏食をもつ子どもの保護者支援④まずは食卓に座ることから ⋯⋯⋯⋯ 127
発達年齢 1〜6歳

No. 76 偏食をもつ子どもの保護者支援⑤具体的な状況からヒントを探そう ⋯ 128
発達年齢 1〜6歳

No. 77 自宅では食べるのに保育所では食べられない子どもは？ ⋯⋯⋯ 131
発達年齢 1〜6歳

No. 78 文化的背景の違う子どもへの対応①保護者・子どもへの配慮 ⋯⋯⋯ 132
発達年齢 〜6歳

No. 79 文化的背景の違う子どもへの対応②学校での指導 ⋯⋯⋯⋯ 133
発達年齢 〜6歳

No. 80 アドバイスされ続け，疲れている保護者にかけることばは？ ⋯⋯⋯ 134
発達年齢 1〜6歳

索引 ⋯⋯⋯⋯⋯⋯⋯⋯⋯⋯⋯⋯⋯⋯⋯⋯⋯⋯⋯⋯⋯⋯⋯ 135

著者プロフィール ⋯⋯⋯⋯⋯⋯⋯⋯⋯⋯⋯⋯⋯⋯⋯⋯⋯⋯ 137

本書で使用する用語解説

月齢・年齢

暦上の月齢・年齢ではなく，運動発達・認知能力・コミュニケーションの発達からみた子どもの発達段階に該当する年齢とお考えください．

【例】

・暦年では1歳半だけれども，まだつかまり立ちの段階で，名前に反応がない，まだモノマネはしない場合は，9~10か月くらいと考えます．

・暦年2歳半だけれども，やっと小走りし始め，単語が数個出てきた場合は1歳3~6か月くらいと考えます．

品数

何品食べているかをカウントする場合，食材別ではなく，具体的な調理名，料理名をさします．

【例】

・豚肉：豚肉の生姜焼き，豚コマとキャベツ炒めの甘しょうゆ味など．

・ひき肉料理：ハンバーグトマト煮込み，自宅で作ったハンバーグそのまま，肉団子バーベキュー味，鍋物の肉団子，とりつくねなど．

・鶏肉料理：鶏ひき肉そぼろ，チキンナゲット，チキン唐揚げ，鳥手羽元の甘醤油煮，焼き鳥塩味，焼き鳥甘辛味など．

・ごはん：白いご飯，白にぎり，チャーハン，混ぜご飯（シラス，鮭，ひじきなど中身によって別）焼きおにぎりなど．

・麺類：うどん，ラーメン，そうめん，焼きそば麺，スパゲティ，マカロニなど多数あります．ピザ皮，ナンなども別カウントです．

・ジャガイモ：フライドポテト，アンパンマンポテト，マッシュポテト，ポテトコロッケなど．

・パン：食パンの白い部分，食パンの耳，スティックパン，ロールパン，デニッシュ，クロワッサン，菓子パン（〇〇味），〇〇サンドイッチ，フレンチトーストなど．

- 既製品の場合：同じヨーグルトでも商品名で一つずつ別カウント．同じハンバーグ
  でも，商品名別に．
- フライドポテト：チェーン店のものはチェーン店名別，冷凍食品の場合はカットサ
  イズ別，皮の有無で．
- 餃子：○○の冷凍餃子，○○店の○餃子．

「知らんぷり作戦」

　行動療法としての，してほしくない行動には注目しない，の具体的な方法です．危
険な行動に対しては直ちに体を張って阻止します．一方で子どもが，食べない，投げ
る，遊び食べ，離席する，立ち歩く，だらだら食べなどをした時に，「ダメよ」「投げ
ないで」「食べ物で遊んではいけません」「そっち行ったらダメ」「いい加減にしなさ
い」などついつい言ってしまいがちですが，これらは，してほしくない行動に親が注
目してしまうことになり，子どもは注目されたと勘違いしてその行動を続けることに
つながります．言葉で言わなくても，眉をひそめたり，しかめ面を見せることも注目
になりますので，顔を背け表情を作らないことが効果的です．

「お片付け作戦」

- 5分前に終了予告：「もうすぐパパたち食べ終わるよ」，離席していれば本人のと
  ころに行って目を見ながら宣言．
- 終了宣言：「さあ，一緒に片付けよう」．
- 片付けは家族全員がする．本人が遊びに行っていても戻ってくるよう誘う．無理強
  いしない．
- 大人は子どもも参加したくなるよう，ゲーム感覚で片付ける．
- 子どもも自分のお皿やボールの残り物を，ポイポイボールなどに入れる，お皿を
  拭く，お皿をキッチンへ運ぶ．
- 子どもは，気が向いたら，ボールからとって口にすることがある（これが狙い！）．
- 座り直しはナシ，大人は「急げ，急げ」と言いながら，時間調整してつまみ食い
  する時間を与える．
- 全部運び終えたら，みんなで食卓を「キュキュ」と拭く．
- 「あーきれいになった，いい気持ち．ごちそうさま」（次の食事まで食べ物は出な

いことを見える化）．

・洗面所で手洗い．

プライベートゾーン

　身体の中で知覚神経が密集している場所で，口腔内や手先や手のひらが該当します．これらの場所に不快な刺激が続くと，どんな外的刺激に対しても不快と感じるようになることがあります．例として，出生時に鼻口腔内吸引をされること，救命のための処置である，気管挿管，鼻口腔吸引などもトラウマになりうることがわかっています．同様に，何度も子どもの口を拭くことも子どもにとって嫌な体験になることがあります．必要な場合は，「本人の許可を取って」から拭きましょう．そしてできれば，拭きたいときに自分で拭くように支援しましょう．

ループ付き手拭きタオル

　あらかじめ浴用タオルにループをつけ，子ども椅子にヘアゴムなどで結んでおきましょう．①手を擦り合わせたり，ヒラヒラさせたりしたら，「おててふいて欲しい？」と聞いて，子どもが頷いたり，そうだという表情をしたら，用意したタオルで拭きます．②また，拭いて欲しそうにしたら，「タオルさんあるね」と言いながら拭きます，③何回かお手伝いしていると，気になったら自分からタオルで拭くようになることが多いです．

別盛り

　複数の具材をまとめて調理することが多いですが，盛り付ける時に，食材別に皿などに置くこと．具入りの汁物の場合は，子どもが持ちやすいお椀やコップに汁だけ入れ，具はお皿に具材別におく．

No. 01 効果的な吸着，飲みとれているサインは？

関連用語	発達月齢・年齢
哺乳	～4か月

具体的な質問

● 「上手におっぱいを吸えない」「なかなか飲めない」という相談にどう対応したらいいでしょうか. （訪問看護師）

対処

関連質問 No.03

1：まずは**効果的な飲みとりができているか**，授乳の様子を母親と一緒に確認しましょう.

① 母親が安楽な姿勢で子どもを抱いているでしょうか.

② 子どもが大きな口を開けて，下顎を乳房に埋めるように吸着しているでしょうか.

③ クー，ゴクなどの嚥下音が聞こえるでしょうか.

　　これらの評価が難しいと感じたら，地域の助産師に評価してもらう方法もあるでしょう.

2：吸着がうまくいったら，同時に母親が空いた手で乳房を押すことで乳汁の流れをよくします（**乳房圧迫：吸啜による陰圧と母親の手でゆっくり乳房を圧迫する陽圧とで乳汁移行が効果的になる**）.

3：母乳の飲みとりに問題がないのに子どもが落ち着かなかったり，眠ってしまったりする場合は**睡眠覚醒リズムのコントロール**がうまくいかない可能性があるかもしれません.

4：うとうとしているときに授乳したり，起きているときは静かで薄暗い部屋で，おくるみなどで気が散らないようにして授乳したりしてみましょう.

解説・背景　　　　　　　　　関連質問 No.03

- 赤ちゃんが乳房にうまく吸い付けない一番多い理由は，効果的な吸着がうまくいっていない場合です．浅い吸着に慣れていると，乳房先端部の乳汁だけ吸って，射入反射が起こる前にやめてしまっている場合があります．よって，深い効果的な吸着と，流れを継続するための乳房圧迫を併用することで効果的な嚥下を引きだせます．
- これらの確認をしても落ち着かない赤ちゃんの場合は，落ち着く環境や，眠いときなど副交感神経優位の状況で授乳するとうまくいくかもしれません．

⋯⋯ 参照先 ⋯⋯⋯⋯⋯⋯⋯⋯⋯⋯⋯⋯⋯⋯⋯⋯⋯⋯⋯⋯⋯⋯⋯⋯⋯⋯⋯⋯

- YouTube®：Attaching Your Baby at the Breast (Japanese)
  （赤ちゃんがおっぱいに吸いつくには）**QR コード①**
  https://www.youtube.com/watch?v=zJDHhx4iudk
- 授乳中の乳房圧迫（**QR コード②**）
  https://www.breastfeeding.asn.au/resources/breast-compressions

(QR コード①)

(QR コード②)

No. 02

反射飲みから随意飲みのタイミングは？

関連用語	発達月齢・年齢
哺乳	2週〜5か月

参照 「子どもの偏食外来」 >>> p.8

具体的な質問

●生後2〜3か月頃「急にミルクを飲まなくなった」，と相談を受けることがよくあります．たいていは数日で飲むようになることが多い印象ですが，その後どうなったかまでの把握ができないことがほとんどです．どこまで待てばいいのか，受診の目安などが知りたいです．　　　　（保健師）

対処　　　　　　　　関連質問　No.03, 04

1：薄暗い静かな場所で，スマホやインターホンの音をオフにして子どもの体をおくるみなどを使いしっかり抱っこして飲ませましょう．

2：質問者の印象どおり，上記の対応をしているうちに2〜3週間以内にまた飲みだすことが多いです．

3：月齢が進み，子どもが支えて座れるような発達段階なら乳汁を無理強いせず固形食（補完食，離乳食）を開始することを検討します．

解説・背景　　　　　関連質問　No.01, 03, 04

・乳汁摂取は生まれてから2〜3か月までは反射飲みですが，3〜4か月以降は随意飲み（本人が飲みたいと思ったら飲む）に変わります．この時期に，周囲の音や気配によって気が逸れて飲まなくなる，いわゆる「遊び飲み」が始まります．**遊び飲みの赤ちゃんは，通常，機嫌がよくて数週間でまた飲みだすことが多いです**．

・一方で，もともと飲みムラがあった子ども，眠いときしか飲まなかった子どもの場合はさらに飲みムラが目立つかもしれません（睡眠覚醒リズムの異常，No.37 参照）．

・また，生後4〜6か月以降は顔の解剖学的な変化が起こり（頬粘膜下の脂肪が減少し，下顎が前下方に成長する）口腔内に空隙ができるため乳汁を飲むことそのものが下手になることがわかっています．

No. 03

哺乳びんを受け付けないときは？

関連用語	発達月齢・年齢
哺乳	4か月

具体的な質問

● 4か月健診の際に，ミルクをまったく飲まない子どもがいます．母乳の量が少なく，ミルクからの栄養補給が必要なときにどのようなアドバイスができますか．　　　　　　　　　　　　　　　　　　　　　　　　（栄養士）

対処　　　　　　　　　　　　　　　　　　関連質問 No.01

1：今の命綱である母乳の飲みとりを最大限行うことを提案しましょう（No.01 参照）．

① 今子どもが飲んでいる授乳姿勢で母親がリラックスできているでしょうか．母親が肩や腕が凝るようなら，子どもを横抱きにしたまま，親子のおなかとおなかを合わせた状態で，母親がゆっくりリクライニングし，子どもの重さを母親のおなかで支えるようにします．すると，母親は片手で子どものお尻を支えるだけでよくなります（図）．

② 子どもが大きな口を開けて，下顎を乳房に埋めるように吸着しているでしょうか．

③ クー，ゴクなどの嚥下音が聞こえるでしょうか．

④ 飲ませると同時に母親が空いた手で乳房を押すことで乳汁の流れをよくすることができます．（**乳房圧迫**）

⑤ 飲みたがるタイミングで頻回授乳をします．授乳間隔が開いても，指しゃぶりをしてご機嫌な場合には授乳を試してみましょう．

2：眠いときなら哺乳びんから少しは飲むという赤ちゃんの場合は，眠いときにミルクを多めに作って飲みたいだけ飲ませるようにしましょう．

　1，2の方法のよいところは，効果的な授乳ができ，授乳回数を今のまま，または1〜2回増やせるので，母乳の産生も徐々に増えることです．

3：赤ちゃんが支えて座れるような発達段階なら乳汁を無理強いせず固形食（補完食，離乳食）を開始することを検討します．

03 哺乳びんを受け付けないときは？

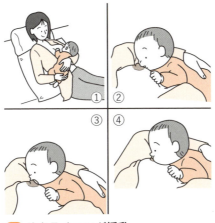

図 リクライニング授乳
①の姿勢をとって②の位置に赤ちゃんがくると，赤ちゃんみずから③，④と適切な吸着をして飲みはじめます．

解説・背景

関連質問 No.01

- 乳房からの飲みとりと哺乳びんから飲むこととは違うので両方ともうまく飲める子どももいますが，どちらか一方からしかうまく飲めない子どももいます．乳房または哺乳びんからしか飲めないからといって問題があるわけではありません．
- **直接授乳で体重の増加不良がある場合，最優先することは母乳を飲みとれているかを確認し，授乳のタイミングを増やすことです．**

参照先

- ラ・レーチェ・リーグ日本：深く吸わせるって，どうやるの？
 （**QR コード①**）
 https://llljapan.org/20200505-2/
- 授乳中の乳房圧迫（**QR コード②**）
 https://www.breastfeeding.asn.au/resources/breast-compressions

（QR コード①）

（QR コード②）

No. 04

飲まない，食べないときは？

関連用語	発達月齢・年齢
哺乳，離乳食，栄養	4〜12か月

参照 「子どもの偏食外来」>>> p.28, 43-44

具体的な質問

- 飲まない，食べないことで悩んでいる母親がものすごく多いです．
- 4か月健診で体重増加不良で，体重を増やすためにミルクに切り替えたり，母乳をやめたり，体重のことにとらわれている保健医療従事者が多い気がします．支援者も母親も苦しくないように，どこまでは様子を見ていいのか，どこから関わったらいいのか教えてください．　　　　（助産師）
- 離乳食を始める前から母乳，ミルクにかかわらず飲みが悪く，体重増加が悪い子どもの相談をよく受けます．よく遊び，よく眠り，飲まなくても機嫌よく過ごしています．その後，離乳食だとよく食べる場合はいいですが，離乳食になっても食にあまり興味を示さない子どもの保護者に対し，どのように不安に寄り添って対応すればいいですか．　　　　（栄養士）

対処

関連質問 No.18, 22, 23, 28

1：まずは**体重増加不良の判断を的確に**：ゆっくり体重が増えているけれども本人なりの成長曲線のカーブに沿っていて肌の色艶がよく表情豊かで発達も順調な場合，体質的にゆっくり体重が増える子どもなのかもしれません．一方で，**哺乳回数が少ない，飲みとる意欲に乏しい，表情に乏しい場合は，母乳，ミルクいずれもの場合でも医療機関の受診を提案しましょう**．

2：よく遊びよく眠り，飲まなくても機嫌がよいことから，発達良好な好奇心旺盛な子どもであることを確認しましょう．そのうえで，座っていられるようなら，具体的な食事空間と食事の出し方を提案します．

離乳食になっても食べることに興味を示さない場合

- 発達段階に合った椅子を使用する（歩き始めるまではハイまたはローチェア）.
- 保護者が一緒に食事をする（食べさせるのではなく保護者が良い見本を示すのが鍵）.
- 子どもが興味を示したらその食べ物を手づかみでいいので，本人が主体となり，主体で自分から食べるよう支援する.
- 飽きたら次の食べ物をだす.
- 飽きて嫌がる前に椅子から下ろす.

解説・背景　　　関連質問　No.18, 22, 37, 42, 47

　飲まない，食べない子どもの中には以下のようなタイプの子どももいます.

　小児摂食障害の中で**乳児型食思不振症**は哺乳の時期から始まることが多いです.

　「食べる品数は結構ある（通常 20 以上）が食べる量が少なく，その日によって食べる・食べないがまったく予測できない．子どもはほっそりしていて，一人っ子のことが多く，両親ともとても心配して子どもに干渉している」，**哺乳歴を聞くと「母乳でもミルクでも，チビチビ飲みで，眠いときに意識して飲ませていた（覚醒レベルの調節不全）」**というのが典型例です．このタイプの子どもは，起きている限り動き回り，遊びが大好きで交感神経優位です．座って食べるという副交感神経優位にする状況を退屈と感じ，遊び食べがなかなか治りません.

No. 05 離乳食の進め方①
いつから・なにから・どこで
(When, What, Where)

関連用語	発達月齢・年齢
離乳食, 栄養	6か月〜

具体的な質問

参照 「子どもの偏食外来」 >>> p.15-21

● 離乳食の進め方のチェックポイント（栄養士として，保護者として）を教えてください． 　　　　　　　　　　　　　　　　　　　　　（栄養士）

対処　　　　　　　　　　関連質問 No.06, 07, 08, 09

1：「いつから」：暦年齢ではなく，自分の手で支えて座れるようになってから（スプーンで与える場合は＋スプーンの先をほんの少し入れると口唇閉鎖がみられてから）．

2：「なにから」：スプーンで与える場合は少量のペースト，手づかみ食べの場合は固くて噛み切れないくらいの7〜8cmの長さのスティック状のものから．

3：「どこで」：家族が食事している場所で，足のつく乳児用の椅子を用意して，保護者が楽しく食べている様子が見えるようにして．

食べたかどうかより，食べ物に興味をもっているかに注目しましょう．

解説・背景　　　　　　　関連質問 No.06, 07, 08, 09, 24, 29

食形態と摂取量を目標にするのではなく，**子どもの表情に注目**します．食べることを楽しみながら食べる技能をアップさせていくことです．

参照先

・神奈川県立こども医療センター：偏食外来パンフレット3チャレンジ編「いつから・なにをどのようにたべる？」．

No. 06 離乳食の進め方② スプーンで与え始めるポイント

関連用語	発達月齢・年齢
摂食技能	6～12か月

参照 「子どもの偏食外来」 >>> p.9

具体的な質問

- 離乳食を食べるときに舌がでてきてしまう場合（口内に取り込むときにも舌を上手に使えない）どのようにしたらいいですか．　　　（保育士）

対処

関連質問 No.05, 07, 08, 09

1：スプーンで与えようとすると舌挺出反射が残っていて舌がでてきてしまうのですね．はじめに，子どもの発達段階を再確認しましょう．座らせたとき，子どもが自分の手のひらを床について体幹を数秒間以上支えて座っていられるでしょうか．そして，食べ物への興味がでてきているかがポイントです．これらのいずれかがまだの場合は，もうしばらく待ってから始めましょう．
2：上記をクリアしているのに，舌挺出反射がでやすい場合以下をやっていきましょう．
　① スプーンの先端にごく少量のペーストを乗せたものをもっていき，子どもが興味をもち，口を開けたら舌の手前1/3まで入れ，子どもが口を閉じたら真っすぐ引きます．舌で押しだすときは口を閉じていないはずです．
　② このやり方でも押しだしてくる，けれども食べたそうな場合は，手づかみ食べを試してみましょう．

離乳食をスプーンで与え始めるポイント

- 支えられて体幹が安定している．
- 食べ物に興味をもっている．
- スプーンが口に入ったとき，口唇閉鎖ができる．

解説・背景　　関連質問 No.05, 07, 08, 09, 14

　田角は次のように解説しています．「親がスプーンで食べものを口にもっていくのと，自分で食べものなどを口にもっていくのとでは，赤ちゃんの反応はまったく異なります．自分の手で食べものを口にもっていこうとしたときに，舌挺出反射はでません．〔中略〕舌挺出反射が気になるのは，食べさせようとしたときにだけなのです」（田角勝，2020）．

参照先

・田角勝：手づかみ離乳食．合同出版，2020．

No. 07

離乳食の進め方③
離乳食とミルクの回数

項　目	発達月齢・年齢
哺乳，離乳食，栄養	6〜24か月

具体的な質問

参照 「子どもの偏食外来」 >>> p.63 図 23, 24

- ●ミルクで育てられ体重がゆっくり増えていて，補完食の進みもゆっくりの場合に，ミルクの与え方（量の目安と与える回数）をどうするように指導すればいいでしょうか．　　　　　　　　　　　　　　　　　　（医師）
- ●離乳食を与えている間やとりわけ食を始めたばかりの子どもでは，ミルクをどのくらい与えるのが適切ですか．　　　　　　　　　　　　　　　（医師）

対処　　　　　　　　　関連質問 No.04, 09

1：ミルクの場合も母乳で育てられている子どもの成長曲線とほぼ同様に考え，食事とミルクの合計摂取回数は 6〜12 か月までは 10〜11 回，以後 24 か月にかけて 7 回程度と考えます．

2：食事回数は食事の濃度（水分が多い少ない）によって増減します．

3：子どもの発達段階にあわせて，生活リズムを決め，1 回の食事量やカロリーが少ない子どもの場合は 5 回食を基本とし，人工乳は夜寝る前，昼寝の前に多めに作って飲みたいだけ与えます．午前，午後の軽食時にはミルクを一緒に与えてもよいかもしれません．

解説・背景　　　　　　　関連質問 No.04, 09

- ・WHO の資料「母乳で育てられている子どもの成長曲線」に，哺乳回数と食事回数を合わせたデータが掲載されています．6〜12 か月頃の子どもの平均的な哺乳と食事の 1 日あたりの摂取回数は 10〜11 回です．
- ・WHO「母乳で育てられていない子どもの補完食」：補完食の回数は子どもに与える補完食の濃度（カロリー）と摂取量によって決まります．濃度が薄ければ（カロリーの低い補完食の場合）摂取量を増やす・回数を増やす必要があります．濃度が

高ければ（カロリーが高い補完食の場合）は摂取回数を少なくできます．
- 米国の 24 か月までの，母乳・ミルク・混合栄養児の混ざった 3,200 人の子どもを対象とした研究（Fox MK, 2006）によると，4〜5 か月，7〜8 か月，9〜11 か月，24 か月時の全カロリーに占める乳汁からのカロリー摂取率はそれぞれ 95%，92%，75%，37% でした．よって 12 か月時点では乳汁からの摂取カロリーが半分以上であることは間違いなく，24 か月になっても 37% を乳汁から摂取しています．

参照先

- WHO：Guiding principles for feeding non-breastfed children 6-24 months of age（人工乳で育つ子どもの補完食）(**QR コード①**)
  https://www.who.int/publications/i/item/9241593431
- Fox MK, et al：Sources of energy and nutrients in the diets of infants and toddlers．J Am Diet Assoc 2006；106：S28-42．

(QR コード①)

No. 08 離乳食の進め方④ タンパク質の進め方

関連用語	発達月齢・年齢
哺乳，離乳食，栄養	6 〜 12 か月

具体的な質問

● 多くの育児書では離乳食の肉魚は白身魚やささみから開始するように書かれています．「鉄分の多い赤身の肉魚を食べさせて」というと，「じゃあ，なんで保健師さんは白身っていったの？」と聞かれてしまうのですが，どうすればいいですか．
(医師)

対処

1：「授乳離乳の支援ガイド実践編」で離乳の進め方として，タンパク質は豆腐からはじめ，魚は白身からと記載されているからでしょうか．理由は書かれていません．白身魚のほうがほぐれやすく柔らかく脂肪が少ないからかもしれません．

2：より鉄分をとりたいなら赤味の肉魚がよいでしょう．しらすは青魚ですが，塩抜きすれば離乳初期から使えます．なお，ささみは赤身の魚や牛肉豚肉に比べ鉄分は少ないです．

No. 09

離乳食の進め方⑤
母乳で育っている小食の子ども

項　目	発達月齢・年齢
哺乳，離乳食，栄養	6〜24か月

参照 「子どもの偏食外来」>>> p.78

具体的な質問

● 月齢の目安と比べて食事を食べる量が極端に少なく，食事からの栄養摂取量が少ない場合は，どの程度食べられるようになるまで授乳を続けるか（授乳量を維持するか，減らすか），月齢や発育状況等，考慮すべきポイントを教えてください．　　　　　　　　　　　　　　　　　　（栄養士）

対処

関連質問 No.04, 05, 06, 07, 29

1：6か月〜1歳までは，成長曲線に沿っていて健康そうであれば，食事を食べる量が少なくても気にせず，欲しがるままに母乳を与えるのがよいでしょう．食事は1〜3回，家族が食事をする場所と時間に一緒に与えるようにしましょう．

2：1歳以降になっても食べる量が少なく，すぐに授乳を要求する場合は以下の対処をしましょう．

母乳を飲んでいる子どもが食事中に母親に授乳をせがむ場合

- **空腹すぎるとき**は，**食卓に座らない**ことが多い．授乳時間と食事時間を調整し，授乳から1〜2時間後に食事時間にする．
- **1歳以降は食卓で子どもが授乳を要求しても「ママは今食べてるよ」「ママが食べ終わってからね」**といって，相手をしない．
- **1歳以降の授乳は寝室で**，などと決めて，昼間はできるだけその場所に母親が行かないようにする．
- **朝起きてすぐ，昼寝前，夜寝る前はたっぷり授乳**．また，**疲れたとき（保育所帰りの夕方など）は安心のための授乳**を．

解説・背景　　　関連質問 No.18, 19, 28

・食事摂取量が少なく，発達月齢相当の摂食技能を獲得する前に母乳の量を減らしたり，やめたりしても食べるようにはなりません．

・最低限の栄養を担保するためにも母乳はこれまでどおり与えます．1歳以降は上述囲みのようなメリハリをつけるのがポイントです．

・食卓に座ることがストレスになっていると，子どもはストレスを感じ授乳を要求しがちです．

・1歳以降は，食卓に座る15分間，つまり母親が食事中は，授乳しないことを教えます．

・子どもは空腹すぎるとき，眠いとき，体調が悪いときは食卓に座りません．そのような場合は無理に食べさせず授乳して寝かせる方がよいでしょう．

No. 10 先天性代謝異常で見落としてはいけないものは？

関連用語	発達月齢・年齢
基礎疾患	0〜4歳

参照 「子どもの偏食外来」 >>> p.37

具体的な質問

● 偏食と聞くとまず，見逃してはいけない代謝疾患を除外しなければと考えてしまいます．偏食をきたす代謝異常とその頻度を教えてください．

（医師）

対処　　　関連質問 No.11

1：偏食をもつ子どものなかに代謝疾患が隠れていたという報告はありますが，きわめてまれです．

2：偏食症状を呈する可能性のある先天代謝異常の症例報告としては，高アンモニア血症をきたす疾患としての尿素サイクル異常症，有機酸代謝異常としてメチルマロン酸血症などがあります．

3：実際，偏食の精査目的で総合病院や大学病院などに入院し，内分泌・代謝スクリーニングおよび脳の MRI を含めた精査をしても異常がないことがほとんどです．

4：筆者の 800 例の偏食外来診療経験では，中枢性尿崩症の未診断例が 1 例あっただけです．逆に，すでに代謝疾患と診断されていて偏食のため紹介されたという事例はあります．診断済みの例はいずれも**特殊な食事スケジュールや糖原病のために時間注入していて，食べないという場合**でした．

解説・背景　　　関連質問 No.11

先天代謝異常の子どもと対照児との摂食状況の課題の比較研究を紹介します．

"先天代謝異常をもつ 1〜6 歳，平均 2.7 歳の 20 人と健康な対照 15 人とを質問紙法とビデオによる比較により摂食の課題を検討した．

代謝異常児は，健康児に比べ，食欲がない，品数が少ない，食事時間が短い，吐

きやすいなどの課題が優位に多かった.

　噛む・飲み込みの異常，胃食道逆流・嘔吐，食べるのが遅い，等は尿素サイクル異常，有機酸代謝異常でみられた．食欲不振は，尿素サイクル異常でグルタミンやアンモニアが高いとみられた．また報告ではメチルマロン酸異常，プロピオン酸異常では，えずく，吐く，胃食道逆流がみられる．タンパク含有食品を嫌うのは尿路サイクル異常症，オキザロ酸症に多いといわれ，メチルマロン酸症では，尿中ナトリウム喪失によると思われる塩分の多い食品への好みがある（Evans，2012）．"

参照先

· Evans S, et al：Feeding difficulties in children with inherited metabolic disorders: a pilot study．J Hum Nutr Diet 2012；25：209-216

No. 11

器質的な疾患で見落としてはいけないものは？

関連用語	発達月齢・年齢
基礎疾患	0〜4歳

参照 「子どもの偏食外来」 >>> p.36-37

具体的な質問

● 偏食というよくある相談のなかで，どこまで器質的疾患の除外をするか，迷うことがあります．どのような器質的疾患がどのくらいの頻度あるのですか．　　　　　　　　　　　　　　　　　　　　　　　　　　（医師）

解説・背景

関連質問 No.10

・代謝疾患や内分泌疾患はまれです．

・**治療可能な器質的疾患として偏食によく合併するのは慢性機能性便秘と慢性鼻炎や口蓋扁桃肥大による上気道狭窄による睡眠障害**です．偏食相談におけるこれらの疾患頻度について詳細な報告はありませんが，筆者の経験では便秘は2〜3割程度，睡眠障害も2割程度と高頻度です．

・**医療者は日常生活リズムについて丁寧に傾聴しながら聞き取ることで，これらの疾患を見つけ治療することで，偏食の改善にもつながります．**

No. 12 NICU 長期入院など，経管栄養が長かった子どもの移行期支援は？

関連用語	発達月齢・年齢
経管から経口へ，基礎疾患	4 か月〜4 歳

具体的な質問

参照 「子どもの偏食外来」 >>> p.34-36

- NICU 長期入院など，経管栄養が長かった子どもについて，在宅への移行期ケアを担うことが多い地域の NICU として，急性期を脱した後のケアのなかで，摂食機能の発達を促していくためにできることはありますか．ST に評価，訓練を一緒にお願いしていますが，小児専門ではないことのほうが多いです． （地域拠点病院医師）

対処
関連質問 No.65

　移行期医療は，地域拠点病院のみならず，集中治療中の **NICU** でも行われます．筆者の病院でも，病状が安定しない，複数回の手術が必要などのため，長いと 2 年に及ぶような入院が必要な子どももいます．

移行期支援として入院中からできる摂食障害予防策

- 安心安全な環境で飲んだり食べたりできるようにする（具体的には個室，または衝立などで空間からの視覚刺激を減らす，静かな環境にする，栄養介助に入るスタッフをできるだけ固定する，家族中心にケアを進めるなど）．
- **経管栄養**の場合も，経管栄養はその子どもにとって食事であることを肝に銘じて，経管栄養が快適であるように配慮する．
- 哺乳や摂食が不愉快な体験にならないようにする．
- 哺乳や摂食時にプライベートゾーンに触らない．

解説・背景

関連質問 No.65

　低出生体重児（Small for Gestational Age：SGA）をはじめ NICU 長期入院児は小児摂食障害のリスク因子であるとわかっています．彼らは気管挿管や経鼻胃管留置のためのテープ固定や操作をはじめ顔面や口周囲などのプライベートゾーンへの不愉快な経験をくり返して受けてきたため，プライベートゾーンへのタッチングを不快刺激と捉えやすいです．予防法として，どうしてもプライベートゾーンに触れる必要があるときは，本人が理解できるようにあらかじめボディランゲージや声のトーンで説明し，本人がリラックスして受け入れられるような配慮をします．

No. 13 病児の経口摂取可能の判断は？

関連用語　経管から経口へ，基礎疾患

発達月齢・年齢　4か月〜4歳

具体的な質問

● 軽度の意識障害がある子ども，視線を食事に向けられない子ども，唾液を上手に飲めない子ども，に対して経口摂取は禁止すべきですか．どの範囲まで訓練が適応でしょうか．危ないから禁止した方がいいですか．（医師）

対処　**関連質問** No.63, 64, 65

1：鼻口腔の持続吸引を要する（唾液を嚥下できない）状況であれば経口摂取は困難です．

2：間欠的に鼻口腔吸引を要する場合でも，味覚を楽しむことはできます．子どもが落ち着いているときに，「〇〇だよ，味見してみる？」などと話しかけ，大丈夫そうなら，「唇にごく少量の乳汁，果汁（柑橘は避ける），味噌汁などを垂らします．味わった後，子どもの表情が苦しそうな場合は，子どもの許可を得てそっと拭き取ったり吸引してもよいでしょう．

解説・背景　**関連質問** No.63, 64, 65, 66

Toomey は "持続吸引を要する場合を除いて，味覚を楽しむことはできる（Toomey, 2016）" と述べています．

参照先

- 神奈川県立こども医療センター：偏食外来パンフレット4「チューブバイバイ作戦」．
- こども偏食少食ネットワーク：支援者養成講座「経管栄養からの離脱」
  （QRコード①）
  https://infant-feeding-net-a.com/training/
- Toomey KA：Helping children transition off supplemental tube feedings. SOS aproach to feeding advanced topic workshop 2016 受講

（QRコード①）

No. 14

えずきや吐きだしへの対処は？

関連用語	発達月齢・年齢
摂食技能	6か月〜4歳

参照 「子どもの偏食外来」 >>> p.21, p.88 図 32

具体的な質問

● 食材の大きさや固さを変えた後にえずいたり吐きだしたりすると，心配で食べさせるのを止めてしまったり，ドロドロに戻してしまうとよく聞きます．摂食技能を獲得していく上で，えずきや吐きだしをどの程度まで許容するか，また対応方法や養育者ができる工夫があれば教えてください．

(栄養士)

対処　　関連質問 No.23, 24

1：「えずく，吐きだす」は，咽頭の防御反射です．スプーンで与えられる場合，口の中に，突然粒やこれまでより大きい，固いものが入ると咀嚼に対処しきれなくて防御反射がでてしまうかもしれません．これまでの食形態を変える場合は，これまでより少ないひとさじ量とし，唇に新しい形態を触れさせて，子どもが唇で違いを感じて唇と上顎ですりつぶしたり，口角を引いて舌の側方運動を起こしたりできるように支援します．ごく少量で処理できるようになったら，少しずつひとさじを増やすことができるかもしれません．

2：手づかみ食の開始時に，えずいたり，吐きだしたりするのも，生理的な防御反射です．養育者が慌てると，子どもはさらにびっくりして，食べることは怖いことであると学んでしまうかもしれません．オエっとなっても，にっこり笑って「オエってなっちゃたねーだしてごらん」と言いましょうと保護者に伝えましょう．

解説・背景　　関連質問 No.23, 24

・スプーンで与える場合は，子どもは自ら食べ物を触って確認してから口に入れることがないので，いきなり食形態の違うものが敏感な口に中に入るとパニックになることがあります．子ども自ら処理できるように，口唇と舌先で確認して，子ども自

ら摂食方法を変えられるような支援が必要です.

・一方で，手づかみ食べの場合は，見て，触って確認しても，「口に入れたら思うような味ではなかった，感じが違って処理できない」ような場合は，えずいたり吐いたりすることがあります．養育者が落ち着いて，子どもが自分でだせるよう支援します.

・食べ物を細かくしないで手づかみのサイズを長さ7〜8cmのスティック状にするのは，万一親が口からだしてあげるときにだしやすいからでもあります.

・手づかみ品を自分から食べるほうが，ドロドロやペーストで与えられるより悪心や嘔吐は少ないものです.

・4〜12か月の1,151組の母子を対象に，質問紙法で，離乳方法，窒息の有無，どんな食形態だったかを調査した研究を紹介します.

"全体の13.6%の児が喉につまらせた．重篤な詰まりの児はいなかった．離乳スタイルと，窒息に関連はなかった.

喉に詰まらせた例のなかでは，従来式のピューレ状からスプーンで与える方法のほうが，手づかみ食べより詰まらせる頻度が高かった（p=0.014）（Brown A, 2018）."

この研究から，手づかみ食べがスプーンで与えるより喉につまらせるリスクが高いわけではないことがわかります.

参照先

・神奈川県立こども医療センター：偏食外来パンフレット3チャレンジ編「いつから・なにをどのようにたべる？」.
・Brown A：No difference in self-reported frequency of choking between infants introduced to solid foods using a baby-led wearing or traditional spoon-feeding approach. J Hum Nutr Diet 2018；31：496-504.

No. 15

口の中にためこむ，丸のみするときは？

関連用語	発達月齢・年齢
摂食技能	6 か月～4 歳

参照 「子どもの偏食外来」 >>> p.51-52

具体的な質問

- 食べることを嫌がる，食べさせると口の中にため込む，丸のみする子どもへの対応について教えてください．
- 口腔機能の発達状況と食事内容とのミスマッチが一因となることがあるように思いますが，口腔機能の発達をどのような部分を見て判断すればいいですか．
- 唇の動きは外からみられますが，舌の動きが月齢（年齢）相応かを保護者から聞かれたとき，どう説明すればいいですか． (栄養士)

対処

関連質問 No.16, 27

子どもの顔の表情の左右差に注目します．

① ゴックン，モグモグの頃：表情に左右差がありません．

② カミカミの初期：舌の側方運動がでてくると表情に左右差がみられ，えくぼがある場合は舌の向いた方のえくぼがはっきりするイメージです．

③ 舌の回転：舌の回転が始まるとさらに下顎が左右に動きます．

④ 噛んでいても口唇閉鎖が不十分なときは手前側の臼歯しか使っておらず，口唇閉鎖が十分なときは奥歯まで使っていると推測できます（これは，保護者に実際に口唇閉鎖状態と開口状態ではどの部分の歯を使って噛んでいるかを実感してもらうとわかりやすいです）．

15 口の中にためこむ，丸のみするときは？

解説・背景

関連質問 No.16, 27

　舌の動きを顔の表情から推測する方法の1つとして『子どもの偏食外来』のp.52の図17（以下再掲）を参照してください．この図では片方の頬が引き込まれる（顔の表情に左右差がでる，えくぼのある場合はえくぼが深くなる）と舌の側方運動がでてきたことが推測できます．つまりこれは，カミカミが始まった段階で，粒のある食べ物を食べだしたらでてきます．次のステップである奥歯を使った咀嚼は，口唇を閉じて顔の表情の左右差がダイナミックになり，下顎も左右に動くようになった頃です．顔の表情だけでなく，粗大運動である独歩がしっかりし，小走りするにつれて固いものも噛むようになります．

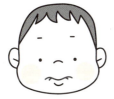

ゴックン期
口は閉じている
舌が前後に動く

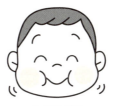

モグモグ期
舌が上下に動く
表情は左右対称

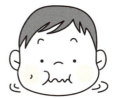

カミカミ期
舌が左右に動く
表情に左右差が出る
片頬にエクボができたり深くなる

No. 16 咀嚼力がないと誤嚥を起こしやすい？

項　目	発達年齢
摂食技能	1～2歳

参照 「子どもの偏食外来」 >>> p.21, p.91

具体的な質問

● 保育所で食べ残しが多い印象があります．保育所での誤嚥の報道も見かけます．自宅でやわらかいものを食べている子どもは咀嚼力がないから給食を残すのですか．咀嚼力がないと誤嚥を起こしやすいのでしょうか．

(保育所看護師)

対処

関連質問 No.15, 27

1：咀嚼力がある大人でも，うっかりして（注意がそれて）誤嚥しそうになることはあります．誤嚥しないですむのは，食塊が喉頭に触れ咳反射が誘発されて防御するからです．喉頭反射が減弱していれば，液体でも誤嚥します．完璧に咀嚼しドロドロにできたとしても誤嚥は起こり得ます．つまり，誤嚥は食形態にかかわらず起きることがあります．

2：食材をどう調理するかよりも，必ず大人が見守るなかで子どもが食べることに集中して，子ども自らの食べる意欲に沿って与えられたり，手づかみ食べをしたりすることで，食べる機能は促進できます．

3：質問の事例のように子どもがやわらかい食べ物ばかり食べさせられていると，本来の咀嚼機能があっても促進するチャンスを失うので，咀嚼することが苦手になったり，時間がかかったりするかもしれません．

4：しかしながら，大人の咀嚼練習と違い，子どもは噛む練習をしようといっても，乗ってきません．養育者がゲーム感覚で，見立て遊びをしたり，よく噛んでいる瞬間に「噛んでるね」とフォローしたりするとうまくいくことがあります．例：「〇〇ちゃん，うさぎさんかじりしてるね，□□ちゃん，ワニさんカミカミだね」など，いい咀嚼をしている子どもをリアルタイムで描写するなどです．

5：口のなかで噛んでバラバラになるとえずく場合は，まとまりやすい食材にする工

夫もできます.

6：手づかみ食材も，バラバラになって嫌がる場合，炭水化物で包まれている焼売や餃子などをだしてみる方法もあります.

7：これらの対応と同時に，誤嚥の際の対処法を周知徹底することが大事です.

8：「残飯」ということばは大人目線のことばで，子どもは食べ残す理由があるはずです．うまく咀嚼できなくて嫌な体験をしたらその食べ物を食べないのは子どもの普通の反応かもしれません．１歳半以降になると，友だちが食べ残すから自分も食べないというネガティブな同調が起こることもあります．一方で，気になる友だちが食べていたから真似したらうまくいったなどの経験から，だんだんかじって噛む力がでてくることもあります．食事の場で，食べ物に対しネガティブな発言をする子どもがいることで食べない子どもがいたら，養育者は食べている子どもに注目して，「あれ？〇〇ちゃんは，□□を食べてるね，どんな味なのかな……甘塩っぱいかな……」などと食べ物をポジティブに捉えられるように導くことができます.

安全に与えるポイント（『BLW を始めよう！』より）

- 子どもがのけぞっていないこと.
- 子どもが自分から食べ物を口に入れること.
- 大人がそばで見守っていること.

解説・背景　　　　　　　　　　関連質問　No.15, 27

- 誤嚥は調理形態にかかわりなく起こっています.
- 報告によると，従来式のピューレ状からスプーンで与える方法のほうが，手づかみ食べより喉に詰まらせる頻度が高かったそうです（p=0.014）（Brown A，2018）.

参照先

- Brown A：No difference in self-reported frequency of choking between infants introduced to solid foods using a baby-led wearing or traditional spoon-feeding approach．J Hum Nutr Diet 2018；31：496-504.
- 日本 BLW 協会（著）：BLW を始めよう！．原書房，2020.

No. 17 ベビーフードばかり食べさせていていいの？

関連用語	発達年齢
栄養，摂食技能，心理社会	～2歳

具体的な質問

● ベビーフードを日常的に摂取していいでしょうか．9か月の乳児でえずいてしまってなかなか食事を食べてくれないのですが，ベビーフードなら食べるという相談を聞きました．ベビーフードの摂取自体に問題はないと思いますが，いろいろな味を知るという観点から，日常的にベビーフードを使用している場合，えずいてしまうことに対して助言を行い，徐々に養育者の作った食事を食べられるような方向にもっていき，ベビーフードの使用頻度を少なくしていく方がいいですか．

（栄養士）

対処

関連質問 No.14, 15, 16

　ベビーフードが悪いのではありません．家族と同じものを食べていないので学習するチャンスがないのが問題なのです．

　まずは，「ベビーフードなら食べるけれど，このままでいいのか，大人と同じものを食べられるようになるか心配なのですね」と共感を示しましょう．「よかったら食事の様子を動画で撮ってきていただけると一緒に対策を考えられるかもしれません」などともちかけてみるのもよいでしょう．動画では，家族みんなで食卓に座っているか，食べさせることに集中して大人が一緒に食べていないのではないか，を確認します．そして，以下のような提案ができるかもしれません．「大人が一緒に楽しそうに食べる様子をみることで，子どもは自分から手をだしてくるかもしれません．自分から手づかみした食べ物で遊んで食べものと仲よくなると口に入れるかもしれません．初めは口に入れても，えずいたり，吐いたりするかもしれませんが，だんだん，一口大にかじって，噛んで，飲み込むことを覚えていくといわれていますよ」

No. 18 母乳ばかり飲んでいるから食べないの？

関連用語	発達年齢
摂食技能，母乳，栄養	1～2歳

具体的な質問

● 「おっぱいをいつまでも飲んでいるから，食べ物を飲み込めないのよ」と保育師さんにいわれ，困っている母親を何人も見てきました．実際，母乳育児をしていると咀嚼や嚥下が遅れるのですか． （助産師）

対処　　関連質問 No.28, 29, 30

1：乳房からの授乳と哺乳びんからの哺乳とで固形食の摂食技能に差はありません．

2：母乳でもミルクでも，乳汁から固形食への移行に困難を抱える子どもはいます．

3：食べない理由を母乳のせいにしないようにしましょう．

4：生活リズムを年齢相当にする，強制のない状態で食卓につく，家族や大人が楽しく食べる様子を見せることが基本です．

解説・背景　　関連質問 No.28, 30

・直接授乳の場合と哺乳びんで哺乳している場合とで摂食・嚥下機能に差があるというデータはありません．むしろ直接授乳のほうが哺乳びん哺乳より顎の発達がよいというデータがあります．

・乳汁を飲むことから固形食を食べるという食形態の移行期は小児摂食障害の起こりやすい時期です．移行期に課題を抱える子どもは母乳でもミルクでも一定数います．

No. 19 母乳以外は海苔しか食べないときは？

関連用語	発達年齢
母乳，栄養，摂食技能	1〜2歳

参照 「子どもの偏食外来」 >>> p.67, p.100-103

具体的な質問

● 離乳食も後半の時期にきているのに，母乳以外には海苔しか食べない子どもにはどんな支援が必要ですか．　　　　　　　　　　　（保育所看護師）

対処

関連質問 No.09, 28, 29, 30

1：子どもの発達段階はどうでしょうか．1歳前後以上で独歩できているかを確認しましょう．

2：独歩できているなら，母親の話を傾聴しながら，以下について情報提供してみましょう．

① 食べさせようという強制をやめましょう．

② 発達段階にあった椅子と机を：保育所ではできているはずですが，自宅での食事空間を確認して，不適切なら，パンフレットなどを用いて適切な情報提供をしましょう．

③「海苔を食べるようになったきっかけはなんでしょうか」と問いかけてみてください．おそらく，「たまたま家族が海苔を食べていたら，欲しがったのであげたらかじりだした」などという話がでてくると思います．「なるほど，では家族と一緒の食卓で，家族が食べているものに興味をもったら，まったく期待しないで子どもの前に置くことからやってみませんか」などと，提案してみましょう．

④ 1歳の子どもが食べてはいけないものは，生ものと，ツルッと入ってしまうものくらいでしょう．丸呑みしがちな子どもの場合は，もちやすい大きさで大きめにカットするなどして，子どもが興味をもったら本人の前に置いてみましょう．

⑤ 授乳する場所を寝室など昼間入らない場所に決め，食事中食卓では要求されても授乳しないようにします．食事中欲しがったら，「今ママも食べてるよ，ママ

が食べ終わったらおねまに行こうね」などといいましょう.

⑥ 空腹すぎる場合や，疲れた場合など，体調不良時は食卓に座ろうとしませんので，このような場合は座らせようとせず，授乳して寝かしましょう.

解説・背景   関連質問 No.09, 28, 29, 30

・発達段階の評価は必ず行い，それに合わせた生活リズムの設定をします.

・発達年齢が1歳を超えているなら「1日3回は食卓につく，母乳は食卓では与えない，授乳場所を決める」などの年齢相当の生活リズムの枠組みを作ります（**No.9**参照）.

・スプーンで与えることをやめ（強制をやめ）子ども自ら手づかみ食べができるような支援をします.

No. 20 保育所での預かりを断られたときの対応は？

関連用語	発達年齢
哺乳, 離乳食, 栄養, 保育所	1歳

具体的な質問

● 母乳と母親からのミルク以外は拒否し, 母乳, ミルク以外の水分摂取, 離乳食の拒否が強いです. 保育所の預かりも困難といわれています. 歯科医では口腔機能の問題はないといわれています. 飲む・食べるは子ども自身が決めることですが, 保護者支援として具体的なアプローチがあれば, 教えてください. (行政保健師)

対処　　　　　関連質問 No.09, 28, 29, 30

　乳汁以外のものを拒否し, さらに母親以外からの哺乳もできないため, 保育所入所もできない状況なのですね. お子さんは用心深く不安が強いのかもしれません. 以下のチェックポイントを確認しましょう.

① 1歳相当の双方向のやりとり（バイバイなどのモノマネ, 自分の名前に反応するなど）はできているでしょうか. 発達全体に心配があるようなら, 評価のために医療機関や療育施設へのつなぎを検討します.

② 同時に, おそらくスプーンで食べさせられネガティブな経験をしていると思われるので, **スプーンを含めすべて食べさせる行為をやめてもらいます**. 強制をやめ大人が楽しそうに食べる様子を見せている, と安心して食卓につくようになるかもしれません. そこで手づかみ食べをゆっくり進めていきましょう.

解説・背景　　　　　関連質問 No.09, 28, 29, 30

・発達段階の評価は必ず行います. コミュニケーションを含め課題があれば療育支援も並行して行います. なぜなら, 発達に課題がある場合は, 食事以外の発達支援もあわせて行うことで, 子どもが様々な状況に慣れ, 自信をもつ機会が増え, 食事の場面でも, 周囲の人の食べている様子に関心がでてきたり, 食べ物に興味がでたり

するからです.

・食卓につくことを安心安全と感じるようにすることが基本です. スプーン拒否をしている限り, ストレスが高く, 食べるようにはなりません. 強制をやめ, 家族が食べている様子を, 体格に合った食事椅子に座れるようになることから始めます. スプーン禁止ですので, 家族が食べているものから1つトレイにだす, それをみることに耐え, 触る, 投げる, 掴む, などの過程を経て, 安心すれば, そーっと口につけるようになるかもしれません.

参照先

・神奈川県立こども医療センター：偏食パンフレット0 心の準備編「どうしてたべてくれないの？」.
・神奈川県立こども医療センター：偏食パンフレット2 ステップアップ編「いつどこでたべる？」.
・神奈川県立こども医療センター：偏食パンフレット3 チャレンジ編「いつから・なにをどのようにたべる？」.

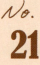

No. 21 早産児の栄養支援は？

関連用語	発達年齢
基礎疾患, 哺乳, 離乳食, 栄養	1歳

参照 「子どもの偏食外来」>>> p.35-37, p.57-59

具体的な質問

● 1,500g未満の早産児について質問します．出生時から1回の哺乳量が少なく頻回授乳で，離乳食が始まり1歳近くなっても小食で，低体重かつ体重増加が緩慢なため，心配な母親がミルク40〜80mLを1日に8〜10回も与えています．食事（授乳）間隔や起床時間，昼寝時間を含めた生活リズムについての指導をしても，母親は哺乳量が増えないと体重が減る，と不安に思い実行してもらえません．実際，このタイプの子どもは授乳間隔があいても1回の食事量やの哺乳量が劇的に改善することは少ないと感じていますが，栄養士としても悩ましいです．この場合，母親へどのように助言するといいですか．

（栄養士）

対処

1：提案や指導以前に，**母親のこれまでの頑張りを労い，「体重が増えないと心配なんですね」と不安を丁寧に傾聴しましょう**．
2：まずは，**現状の中で何か1つよいことを見つけ一緒に喜びましょう**．傾聴しつつ，子どもの発達段階を知り，暦月齢や修正月齢ではなく現在の発達月齢にあった実行可能な生活リズムを家族とともに考えます．そして，家族の食事時間のうち座れそうな時間帯に食卓に座ることを目標にします（夕食時が機嫌よい場合は，夕食に同席するなど）．
3：そして**保護者が座って楽しく食べる様子を見せることです．強制や，ながらで食べさせるのをやめると子どもは座るかもしれません．**
4：座ったら「座ってるね」とにっこりしましょう．子どもは褒められると徐々に保護者の真似をして食べるかもしれません．
5：始めは子ども自ら食べる種類が増え次に量が増えることが多いです．

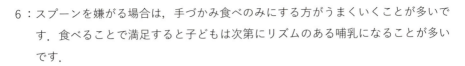

6：スプーンを嫌がる場合は，手づかみ食べのみにする方がうまくいくことが多いです．食べることで満足すると子どもは次第にリズムのある哺乳になることが多いです．

解説・背景

・低体重や在胎週数の割に出生体重が少ない子どもは哺乳摂食障害のリスクがあるといわれています．

・さらに，小さく生まれると保護者だけでなく医療者も体重を増やそうとするあまり，子どもの食欲や表情にかかわらず，飲んだり食べたりすることを強制しがちです．**医師から体重を増やすよういわれると，保護者は，なかなか自分たちが思うように飲んだり食べたりしない場合，子どもに少量頻回授乳を続けてしまうかもしれません．結果的に，発達月齢相当の生活リズムを作れなくなっているのかもしれません．**

・**味覚は発達年齢ではなく暦年齢相当とします．**離乳食の味付けには興味をもたない早産児は多いです．

No. 22

専門家につなぐタイミングは？

関連用語	発達月齢・年齢
哺乳，離乳食，栄養	7 〜 12 か月

具体的な質問

参照 「子どもの偏食外来」 >>> p.25, p.79-82

● 「離乳食を食べない，口に入れるのも嫌みたい」と相談されました．児は指しゃぶりを決まった指でしていますが，それ以外，離乳食だけでなくおもちゃを口に入れることがないとのことです．最初の相談は7か月頃で，1〜2か月様子を見ていてもまったく変わらず，地域の保健師につなげました．いつ摂食障害として専門機関につなぐのがいいのか，タイミングを教えてください．

（栄養士）

対処

関連質問 No.09, 19

1：様子をみても改善しないとこのまま自分がフォローしていていいのかと不安になるかもしれませんね．

2：残念ながら小児摂食障害の専門機関は地域にないことが多いというのが現状です．

3：離乳食の相談の場合も，食事の話の前に，子どものおよその発達段階を知る必要があります．7か月なら，一人で座れるか，どんなおもちゃに手をだして遊ぶか，喃語に抑揚がでてきて親とのやりとりがあるかなどです．これらの項目から，発達の遅れが疑われる場合は，保健師と相談して，療育機関につなげるのがよいでしょう．

4：そのうえで，栄養士として以下のようなことができます．

　① 一切の強制をやめるよう伝える．まずは，保護者が楽しく食べる様子を見せ，子どもに無理やり食べさせようとしないことを提案する．

　② 子どもの様子に，わずかでも変化がでたら次の相談・解決のきっかけにつながる．

5：発達年齢10か月を過ぎても離乳食を一切拒否する場合は，地域病院の小児科受

診をすすめます．栄養評価に加え，**基礎疾患の評価も必要かもしれません**．食べない状態が続く場合，特に母乳栄養の場合は，体重増加不良となり，経管栄養が必要になる場合もあります．経管栄養が必要になっても，食べる機能の獲得のチャレンジはできます．高次医療機関とともに家族を支えることができます．

解説・背景

・食べない原因は医学的な要因だけではなく，栄養面，摂食技能面，心理社会面，そして支援者・養育者の価値観態度が複雑に絡みます．多職種連携が必須といわれていますがすべて揃っている乳幼児摂食障害の専門機関はほとんどないのが現状です．

・「**家庭での食事の動画と問診の確認によって，食事の一切の強制をやめている**」，「**時間と空間の調整をしているにもかかわらず，摂取品目が 20 品目未満，成長障害がみられる**」ような場合は，高次医療機関への紹介を検討します．

・目的は，経管栄養を含め，栄養を担保することです（小児科，2021）．

参照先

・大山牧子，他：食が細い・偏食．小児科 2021；62：1278-1282．

No.
23
離乳食のステージが進まない，体重が増えないときは？

関連用語	発達年齢
哺乳, 離乳食, 栄養, 摂食技能	1歳

具体的な質問

参照 「子どもの偏食外来」 >>> p.79-82

● 食べることを嫌がり離乳食が2回食から進みません．

生活リズム，食事時間が定まっておらず，食べないから代わりにお菓子をあげています．病院では「食べないならミルクをあげて」といわれ，体重増加不良のためミルクを足さざるを得ません．病院で体重管理をされています．栄養相談も受けていますが，母親はそれではうまくいかないと感じ，保健所の栄養相談に来ます．病院管理になっている子どもに対して保健センターの管理栄養士としてどのように，どこまでアドバイスをしたらいいですか．母親の話だとスプーンを口に入れるとオエッとなるため，母親が指であげるときもあります．ただ，パンケーキ，タケノコ，ひき肉は食べることができます．

（栄養士，保健師）

対処

関連質問 No.07, 09, 19, 23, 24, 28, 29, 30

このお子さんには，小児科医，病院の管理栄養士がすでに関わっているのですね．それでもうまくいかないと感じ相談にくるということは，**まず母親の話を傾聴し，病院での指導が母親のなかでどう捉えられているか，母親と一緒に確認することから始めませんか．食事を食べさせようと，無理はしないように，でも，体重を減らさないようにという総論的な話になっている可能性があります**．これらは母親を追い詰めるだけで，子どもに食べさせようと強制していることがほとんどです．

対応は実践的に，がポイントです．

① **一切の強制をやめ**ます．これは，話を聞くだけでなく，食事中の動画を撮ってきてもらって，一緒にみると，「あーここで食べさせようとして，嫌がってる」「食べさせると，表情が硬い」などと子どもに食べることを強制していることが見える化すると，納得がいきやすいです．

② **食事の回数と1回の時間を発達年齢相当に**：子どもが年齢相当の発達（独歩があり，名前に反応し，モノマネなど始めているなら年齢相当）か確認します．**12か月なら，1日2〜3回はまず家族と一緒の食卓に5〜10分座る**ことから始めます．

③ 強制をやめ大人の食べる様子を見せます：スプーンで与えることをやめ，本人の前には何も置きません．保護者が美味しそうに食べる様子を見せます．モノマネするようになったら食べ物に興味をもつので，そしたら，手づかみ品を1つずつトレイに置きます．子どもはそれを探検しながら自分で納得すれば口に入れだすでしょう．単品を1つずつだすことが大事です．

④ 今食べているパンケーキ，タケノコ，ひき肉料理も親子同じメニューのなかから1つずつだしてみます．

⑤ ミルクはとりあえずこれまでどおり与えますが，眠いときにたっぷり欲しがるだけ与えることでリズムができてきます．

⑥ 家族の食事時間が子どもがミルク飲んでから1時間くらい経っていて，空腹すぎず眠くない時間帯だと機嫌よく座る可能性があります．

⑦ 椅子は，ハイチェアで足が足台につくようになっているか，家庭で撮った動画などを一緒に確認しましょう．

⑧ 上記提案は一度にださず，1〜2個ずつだして，次回相談の場で次の作戦を立てるときに提案していくのがよいでしょう．

解説・背景　　関連質問 No.07, 09, 19, 23, 24, 28, 29, 30

　医療機関での指導を受けていてもうまくいかないと感じると，保護者は別の場所に相談することが多いです．複数の場所でいわれることが異なると感じたり，いわれたとおりにやってもうまくいかなかったりすると，さらに混乱することになります．支援者は，まず，保護者が努力していることを認め，食べさせようとするよりも，保護者が楽しく食べる様子を見せることが子どもにとって一番の見本になることを伝えましょう．

参照先

・神奈川県立こども医療センター：偏食パンフレット0心の準備編「どうしてたべてくれないの？」．
・神奈川県立こども医療センター：偏食パンフレット2ステップアップ編「いつどこでたべる？」．

No. 24

保育所での食事を食べられるか？

項　目	発達月齢・年齢
哺乳, 離乳食, 栄養, 摂食技能	1歳1か月

参照 「子どもの偏食外来」 >>> p.9-11

具体的な質問

● 保育所入所を前に栄養士に相談に来ました. 母乳と特定メーカーのドロド
ロのベビーフードと焼き芋をドロドロにしたものしか食べません. さつま
いもも, わずかに粒が混じっていると吐きだします. 外食では刻みうどん,
茶碗蒸しを食べさせたことがあります. 赤ちゃんせんべいは自分でもって
かじります. 体重は成長曲線の一番下のほうで, 食事は3食. 母乳を与え
る回数を減らしてみても, 食事量は増えず体重が減ってしまいました.
少しでも形態を上げる, 食材を増やすためにはどのような対応をすればい
いですか. 　　　　　　　　　　　　　　　　　　　　　　（栄養士, 保健師）

対処

関連質問　No.14

　この方は保育所入所にあたって, 母乳だけでやってきて, 離乳食がペーストのまま
で種類もごく限られているので焦って相談にこられたのですね. 授乳回数を減らして
も改善がなかったとのことで, 栄養士としては調理の工夫だけではうまくいかないか
もしれないと困っておられるのですね. 以下の順にチェックしていきましょう.

離乳食が進まない場合のチェックポイント

- 成長の確認：**成長曲線（身長, 体重）に出生から今までの計測値をすべてプ
ロット**し, カーブに沿っているかどうか.
- 発達月齢の確認：独歩するか, 名前に反応するか, モノマネするかなど年齢
相当の発達かどうかも必ずチェック.
- 摂食技能の評価：粒の入ったものでつまずいているので, 食べる技能はペー
スト食の段階でゴックン（舌の前後と上下運動まで）だろうと推測.

- 生活リズムを保育所での生活に近づける：授乳回数は昼間と夜間それぞれ何回か．夜間は親子とも眠れているか．夜間授乳が頻回で昼間自宅だけで過ごしているとなかなかリズムがつかないことが多い．
- 母親が子どもと一緒に食べられているか．一緒に食べていなければ，母親が3食自分の食べたいものを食卓で食べる．子どもは昼寝中でない限り，ハイチェアに座って一緒に食卓に参加させる．
- 食事中は，テレビ，ビデオ，YouTube®はみせない．
- 強制ではなく自分から食べることを目指す：母親が楽しそうに食べながら，本人が機嫌よく前のめりになって口を開けるならスプーンでこれまで食べていたものを与える．途中で手で払いのけたり嫌がったりしたら中断．食べさせることに集中せず，親は自分が食べることを優先する．
- 食べさせることを極力避けると，子どもは保護者の食べている様子に興味をもつことが多い．興味を持もったら，食材を一つずつトレイに置く．本人が手にとって探検することを許容する．食材を友だち達だと思ったら，自分から口に入れるかもしれない．

解説・背景　　　　　　　　　　　　関連質問 No.14

- 食べない原因は医学的な要因だけではなく，栄養面，摂食技能面，心理社会面，そして支援者・養育者の価値観・態度が複雑に絡みます．**家族は総論ではなく具体的な対処法を求めています**．
- 強制をやめることを提案し，家族とともに時間，空間のデザインをしましょう．
- 現在手づかみしている食べ物とそれを食べるようになった状況を詳しく聞くことで，新しい食べ物に興味をもって食べるきっかけを知ることができるかもしれません．
- スプーンで与える場合と手づかみ食べとでは食形態が違うので，手づかみで自ら食べる場合は食形態のステップを踏む必要はありません．

No. 25

吸い食べをするときは？

関連用語	発達年齢
基礎疾患，摂食技能	1〜5歳

具体的な質問

●ダウン症の子どもで，決まったものしか食べない，チューチュー吸うような食べ方をする，食事の形態が広がらないといった相談を受けました．いつまでこの状態でいいのか，助言方法を教えてください．　　　（栄養士）

対処

関連質問 No.15

1：ダウン症の有無にかかわらず，いわゆる「**吸い食べ**」をしてしまう子どもがいます．スプーンで粒のあるものを与え始めた頃に舌を左右に動かして食べ物を左右の歯茎にもっていって噛むことを学んでいない可能性があります．

2：現在もスプーンで与えていて食べさせられることを嫌がっていない，かつ，「食べ物が口に入ったあと，閉じた唇をキュッキュッと横に引き伸ばす動きがある（石上，2023）」なら以下を試みましょう．

① 形態を変えるときは，好みの味のペーストの中にやわらかい粒がほんの少し混じるようにする．

② ペーストで食べていた量より少なめの一口量を，スプーンの先端で下唇にのせるように置く．

③「〇〇のつぶつぶさんだよ，モグモグだね」などといいながら，子どもの表情をみる．

④ 子どもが嫌がらずに，上顎と舌でモグモグし始めたら大丈夫．少しずつ粒の量を増やしていけるかもしれない．

3：上記を試しても嫌がるようなら，椅子の調整ができているか再度チェックします．

4：スプーンで与えられることを嫌がり，かつ走れるようになっても吸い食べをするようなら，好きなフレーバーの硬いものを噛む練習を親が一緒にしながら，前歯

で噛んで歯茎にもっていく遊びをしていくことを提案してもいいかもしれません.

5：固形食を口に入れることができ，やりとりができる子どもが吸い食べをするなら，口腔機能不全を評価できる歯科医の受診も検討します.

参照先

・石上志保：離乳食・食事の進め方．玉井　浩（監），日本ダウン症療育研究会摂食指導ワーキンググループ（編）：ダウン症のある子どもの離乳食から食事へ．診断と治療社，2023，p23

No. 26

離乳後期食でむせる5歳の重症心身障がいをもつ子どもの対応は？

関連用語	発達年齢
基礎疾患，摂食技能	1〜5歳

参照 「子どもの偏食外来」 >>> p.12-13

具体的な質問

● 発達支援事業所を利用中の重症心身障がいをもつ5歳児で，1歳程度の離乳食を摂っていますが，なかなか咀嚼につながりません．どのようなステップを踏めばいいですか．時折，食事中に窒息しているように顔を赤くすることがあり，むせているのかと慌てると本人は何事もなかったように平常に戻って食事を続けることもあります．どのようなトレーニングをすれば筋力アップや摂食がスムーズに行えますか．　　　　（児童発達支援員）

対処

関連質問 No.27

1：子どもの粗大運動，微細運動発達月齢を確認しましょう．1歳程度の離乳食ということですが，まずは安定した座位保持を取れているか確認しましょう．座位保持が安定しない状況では，咀嚼は困難かもしれません．逆に安定した座位保持ができていても，時間が長いと崩れてくるかもしれません．食事は安定して保持できる間，通常15〜30分以内にします．

2：食べさせたら食べるという評価だけではなく，現時点の摂食技能を確認しましょう．スプーンで与えていてときどき顔を赤くする場合，①舌の側方運動がまだできない，②食べさせる量が多い，③スプーンを口の中程まで入れていないか，をチェックする必要があります．

3：摂食技能を促すために，1回の量を少なめに，スプーンは口の前1/3以上入れないようにします．

4：好みの味覚の食品をうまく取り込めるという経験を積むことによって舌の動きを促進できるかもしれません．スプーンで与える場合の食形態の進め方については，参照先（石上，2023）およびNo.25を参照してください．

解説・背景

関連質問 No.27

粗大運動，微細運動と摂食技能は関連しています．

参照先

・石上志保：離乳食・食事の進め方．玉井　浩（監），日本ダウン症療育研究会摂食指導ワーキンググループ（編）：ダウン症のある子どもの離乳食から食事へ．診断と治療社，2023，p.18〜34

No. 27

粒でむせたり嘔吐したりする気道の先天異常既往のある子どもの対応は？

関連用語	発達年齢
基礎疾患，摂食技能	1～2歳

具体的な質問

● 1歳になる喉頭気管気管支軟化症の子どもで，ミルクはむせやすいですが，ミキサー食やパンがゆ，全がゆは摂取できます．粒のある副食になると喉にひっかかるような感じがあり，むせたり嘔吐したりします．肉や魚はミキサー状でも難しいです．どういうメカニズムで嚥下が難しくなっているのでしょうか．今後食事をどう進めていけばいいでしょうか．

(保育士)

対処

関連質問 No.26

　上気道の先天異常をもつ子どもへの摂食支援では，これまでの基礎疾患に対する治療内容のみならず，現在の呼吸状態と今後の見通しを医療機関と共有することが重要です．普段は安定していても，かぜなどでたまたま呼吸が不安定なこともあることを踏まえ，毎回，呼吸状態を含めた全身状態を確認してから食事支援に入りましょう．以下にポイントを述べます．

① 呼吸が安定しているか：食べるためには呼吸の安定が前提です．現在，疾患による呼吸器症状があるようなら，本人が受け入れられる食形態で少量ずつゆっくり与えます．

② ネガティブな体験をさせていないか：むせる，つかえるという嫌な経験をくり返すと口から食べることに恐怖を覚えてしまうかもしれません．みじん切りの食材はかえって喉に違和感を与えるかもしれません．肉魚の場合にミキサーでも困難な理由は判断が難しいですが，風味の問題かもしれません．無理強いしないことです．

③ 栄養を担保できているか：タンパク質摂取を増やしたい場合，受け入れられる風味のパウダー状のタンパク質をミキサー食に混ぜてもいいかもしれません．

④ 発達段階にあった時間と空間の枠組み（デザイン）を作っているか：座位保持可能なら，食卓で家族の食べ物のなかから欲しがったら，1つ，手づかみサイズでトレイに置いてみます．本人が自分からその食べ物を探検したり，口にしたりすることを始めるかもしれません．

⑤ 遊びのなかで摂食技能を高める：自分から口に入れてオエッとなったとき，「大丈夫だよ，前屈みになるとうまくいくよ」と保護者がやってみせます．子ども自身で処理できないようなら，許可をとって親や介助者が指でだしてあげるなどします．遊びのなかで食べ物が友だちだと感じると，自分から「口に入れてみよう，かじってやろう，ばらけたら嫌だけど，だんだん噛んでみよう，飲み込んでみよう」とステップアップしていけるかもしれません．

⑥ スモールステップでゆっくり何度もトライできるチャンスを与えましょう．

解説・背景　　　　　　　　　　関連質問 No.26

・**食べること以前に呼吸が安定すること**が必須です．現在の呼吸状態が，**安心安全に栄養を摂取できることを担保します．食べることが苦痛でないようにすることが基本です**．

・次に，**発達段階に合わせた家族の食卓へ参加をすることで，食べ物を探検するようになり，フレーバーの変化に慣れ，かじったり噛んだりするようになります**．

・養育者は「〇〇を食べさせる」という姿勢から「**子どもが興味をもったら，その食べ物を探検することを許容し，食べ物と友だちになったら口にするようになる**」と信じて支援しましょう．

No. 28

やせ，頻回授乳，食事が進まないときは？

関連用語	発達年齢
哺乳，離乳食，栄養，摂食技能	1〜2歳

参照 「子どもの偏食外来」 >>> p.111-117

具体的な質問

● 1歳6か月健診で栄養相談にのっています．母乳の授乳回数が多く，カウプ指数15以下，食事が進んでいない状況で，かかりつけ医からは「授乳やミルクを継続して様子を見てください」という指示を受けていることが多いです．管理栄養士として食事を進めていくフォローをするうえで，① 授乳は母親とのコミュニケーションなのか，②口腔の問題なのか，③イヤイヤ期のような問題で食べないだけなのか判断したく，その判断材料を教えてください． (栄養士)

対処

関連質問 No.09, 19, 29, 30

1：相談の状況から，「この子どもにとって授乳は子どもの安心のため必要なコミュニケーションであり，経験不足からくる摂食技能の未熟さ（いわゆる口腔の問題）をもっており，なおかつ年齢的に自我がでてくる頃なのでイヤイヤ期の真っ最中」だと推測されます．質問者のモヤモヤはすべてあてはまるのではないでしょうか．

質問①への回答：**母乳で育つ小食の子どもは，母乳からのカロリーが栄養面での命綱です**．ご相談の子どもの場合，**コミュニケーションであるとともに栄養源として重要です**．そして，**固形食もまた，栄養源としてだけではなく家族とのコミュニケーションです**．

質問②への回答：口腔の問題というのは「摂食技能が未熟か」という質問だと解釈してお答えすると，**2歳までは摂食技能を育み育てる時期なので生まれつき摂食技能が未熟と決めつけるのではなく未経験なので安心して促進する方法を提案する時期です**．

質問③への回答：イヤイヤ期というのは，発達年齢12か月前後から自我がでてくるので自分でやりたいという意欲がでてきて，ことばでは説明できないのでイヤイヤで

表している時期といえます.

2：具体的な対応として「哺乳や食事を含めた日常生活リズムを親と一緒に考えること」と「子どもに食べることを強制しないこと」を以下のように実践的に伝えてみましょう.

① 発達年齢相当の授乳に移行を：「今，お子さんにとって母乳は大事な栄養源ですね．ぜひ続けましょう．でも，お子さんはもう1歳を過ぎているので，年齢にあった授乳方法を一緒に考えてみませんか」と，前置きしてから，1歳以降の授乳のポイントを伝えましょう.

・眠いときはたっぷり授乳（朝起床直後，昼寝前，夜寝る前）.

・授乳場所を寝室などに限定し，昼間はできるだけそこに行かない.

・食事中は食卓では授乳しない．特に母親が食べている間に欲しがったら,「今，ママ食べてるよ，ママが食べ終わったら，おねまにいこうね」などという.

② 昼間帯の遊びを増やし，生活リズムを作りましょう.

③ 発達年齢相当の食卓に座るチャンスを作りましょう．1歳なら，3食と午前午後の軽食の5回とし，昼寝などにあたったらその回をスキップします.

④ 強制しないで，手づかみ食べをさせるようにしましょう.

解説・背景　　関連質問 No.09, 19, 29, 30

「母乳を飲んでいるから食べないのだ，母親のやり方が悪いのだ，母乳をやめたら飲むようになるのでは」というのは誤りです．一番大事なことは，母親が頑張っていることを労い，子どもが食べられるようになると信じて，ユーモアをもって楽しく食卓に一緒に座れるような支援をすることです．子どもは自ら，食べる食べないを決め，食べ物と遊ぶうちにかじったり噛んだりの摂食技能をアップしていけるでしょう．2歳までは，栄養面のかなりの部分を乳汁から摂っているのが普通です．母乳で育つ小食の子どもでは，母乳からのカロリーが栄養面での命綱です.

No. 29

小食な子どもの卒乳の進め方は？

関連用語	発達年齢
哺乳, 離乳食, 栄養, 摂食技能	1～2歳

参照 「子どもの偏食外来」 >>> p.55-59

具体的な質問

● 様々な理由で食事量が少なく，1歳半を過ぎても栄養源として乳汁に頼らざるを得ない状況の子どもも少なくありません．こういった場合の子どもの卒乳の時期について悩ましく感じます．子どもの食事支援を進めるなかで，どのような状態に到達すれば，卒乳をすすめてもいいでしょうか（身体発育面や発達面での目安や，食事量，形状の段階における目安など）．

（栄養士）

対処

関連質問 No.28, 30

1歳半だからと年齢によって卒乳するのではなく，状況を見て進めて行きたいけれど，その目安を知りたいのですね．**卒乳の前提は，「成長に十分な栄養を固形食から取れていること」**です．食事を十分取れていて，何らかの理由で母乳を止める必要がでてきた場合も，卒乳は親子間の話し合いによって決めるものであるといわれています．

専門家は，卒乳をすれば栄養状態が改善するわけではない，と理解する必要があります．なぜなら食べる技能を獲得していないと，母乳をやめても食べるようにはならないからです．食べる技能を獲得するために以下のような**枠組み**を作ります．

① 子どもが1歳半相当の発達があるなら，**食べる・食べない，食べる量は子どもが決める仕事である**と理解し，大人の仕事として**「いつ，何を，どこでだすか」**だけを決める．

② 生活リズムを年齢相当に：**3食と乳汁をセットにしない**ことがポイント．**起床時，昼寝前，夜寝る前はたっぷり授乳**する（母乳の場合は No.18, 28 を参照）．

解説・背景

関連質問 No.28, 30

"2歳までの子どもを対象に乳汁と固形食との摂取カロリー全体に占める割合を調べた研究によると（Fox，2014），1歳で約半分，満2歳でも1/4を乳汁からとっていることがわかった."

参照先

- Fox MK, et al：Sources of energy and nutrients in the diets of infants and toddlers. J Am Diet Assoc 2006；106：S28-42.

No. 30

乳汁のみで離乳食を食べない子どもの栄養指導は？

項　目	発達年齢
哺乳, 離乳食, 栄養, 摂食技能	1～2歳

参照 「子どもの偏食外来」 >>> p.53, p.55-59

具体的な質問

● 離乳食で，食品の種類，固さ，食べ方によって発達を促すことにもつながると思いますが，1歳6か月健診で，栄養摂取が乳汁のみの場合，子どもの発達状況にかかわらず回数，形状，食品等，1品・1回食から進めるべきですか．

（栄養士）

対処

関連質問 No.09, 19, 23, 28, 29

　食べ物によって発達を促すというより，発達段階にあった食事空間と，生活リズムの調整をし，家族が一緒にバラエティのあるものを楽しく食べる様子を見せることが大事です．**何を何回与えるかより，まずは座っていたくなるような食卓にすること**です．具体的には以下を提案しましょう．

発達段階にあった食事空間と，生活リズムの調整をし，家族が一緒にバラエティのあるものを楽しく食べる様子を見せる具体策

- **子どもの発達段階にあった哺乳食事を含めた日常生活リズムを親と一緒に考える**．例：1歳半相当の発達なら，1日3回家族とともに，ハイチェアなどに座って食卓につかせる．軽食（おやつ）は午前午後の2回とし，これら5回以外には，乳汁以外は水かお茶だけにする（偏食外来パンフレット ステップアップ編「いつどこでたべる？」参照）．
- **食卓では家族が一緒に食事をする**：3食の場合は10～15分目安．家族が食べるものを欲しがったら少量ずつ子どもの前に置く．1歳半であれば，自分で手づかみするのを待つ．
- **子どもに食べさせようとしない**：スプーン，指，箸などで子どもの口に入れない．ことばでも食べさせようとしない．食べないとわかっているものや，

食べられるものでも大量の食べ物を子どもの前に置かない.

（偏食外来パンフレット 心の準備編「どうしてたべてくれないの？」参照，食事中親が自分の顔を映るように鏡を置いてみるとか，家族一緒に食べている動画を撮って後で見たりすると，親がどんな顔で食べているか，子どもにどう対応しているか，強制しているかどうかなどがわかりやすい〈子どもの偏食外来 p.53 参照〉）.

- **メニューを決めるのは親の仕事**なので，食卓にないものを子どもが欲しがってもださない．**３食に好きなお菓子はださない．お菓子は午前午後の軽食タイムに親が決めたものをだす.**
- **母乳やミルクはこれまでどおり与える.** ただし，**食卓では授乳しない.** ミルクの場合は，食事とセットにしない．**ミルクや母乳は起床時，昼寝前，夜寝る前にたっぷり与える.**
- **味覚は暦年齢相当なので離乳１期食の味ではうまくいかない.** 家族が薄めの味付けでバラエティのある食べ物からとりわけを.

参照先

- Fox MK et al：Sources of energy and nutrients in the diets of infants and toddlers. J Am Diet Assoc 2006；106：S28-42.
- Beauchamp G K, et al：Flavor Perception in Human Infants: Development and Functional Significance. Digestion；2011：83 (Suppl. 1)：1-6.
- 神奈川県立こども医療センター：偏食外来パンフレット２ ステップアップ編「いつどこでたべる？」.

No. 31 野菜はいちょう切りしか食べないときの対応は？

関連用語	発達年齢
感覚	1～2歳

参照 「子どもの偏食外来」 >>> p.87

具体的な質問

● 基本的には好き嫌いなく何でも食べられますが，にんじんや大根などの野菜は，いちょう切りでないと食べません．母親はみじん切りや短冊切りなど切り方を変えてみたり，好きなおかずや味付けのものに加えたりと工夫していますが，よけて食べません．どう対応したらいいですか．（栄養士）

対処

1：好き嫌いなくなんでも食べるのにいちょう切りだけを好むのはどうしてだろう，と思うのですね．この年齢は色と形からものを識別する時期です．大根，にんじんという素材を意識して食べるわけではありません．きっと，この子どもにとって，いつもの形の赤いやつと白いやつという認識で食べているのでしょう．また，子どもは形では丸の認識が一番早いので丸いカーブのあるいちょう切りに親近感があるのかもしれません．

2：もともと好き嫌いがなく，対応可能なら，今はこの形が好きなのね，という理解で対応されてはいかがでしょうか．そのうちお友だちが別の切り方のものをかっこよく食べていたら，本人も大丈夫になってくるかもしれません．

解説・背景

　1～2歳は色と形で食べるかどうかを決める傾向があります．野菜の形態にはこだわるが，様々な食材を食べる場合は単なる好き嫌いの範疇に入るでしょう．特別な介入は要りませんが，「本人用にはいちょう切りにしておく→ときどき，大人と同じ切り方の食材をいちょう切りの食材の隣に1つ置いてみる→気が向いたら食べるようになる」などできる範囲でやってみてもいいでしょう．要は，無理に食べたくない形のものを食べさせようとしないことです．かえって野菜嫌いにさせてしまうかもしれません．

No. 32

偏食をもつ子どもへの対応：保育所のあり方は？

関連用語	発達年齢
養育者，心理社会	1～6歳

参照 「子どもの偏食外来」 >>> p.55-59, p83-94

具体的な質問

- 食事は楽しくおなかのすいた状態で着席し，会話を楽しみながら……と常日頃心がけていますが，遊ぶ時間が少なかったのか，幼児クラスになると好き嫌いもあり，うまく食がすすまない子どもがいます．頑張って食べるのはおかしい．完食が目標ではないのですが，家庭の朝食，夕食の内容をみると給食は栄養価が高く，できれば少しでも口に入れてほしいとつい，余計な声かけをしてしまいます．おいしいと感じ，自分の量を自分のペースで食べていけるような声かけ，対処法を教えてください． （保育士）
- 保育所の保護者から，子どもの好き嫌いに困っているという相談をよく受けます．保護者対応でどのようにアドバイスをしたらいいでしょうか．

（保育所栄養士）

対処

関連質問 No.19, 33, 34, 73, 74

　実は，保育所の給食環境は子どもにとって最適です．椅子と机をはじめとした空間とながら食べの発生しない環境設定，一緒に食べる様々な摂食技能をもつ同年齢の仲間の存在，バランスの取れた食事提供，そして一対一で食べさせようとする保護者がいないことは子どもがリラックスして食卓につき，「○○ちゃんも食べているな，なにかな」と興味をもつきっかけになります．よって，**保育士は特定の子どもを特別扱いせず，すべての子どものよい行動に注目し，してほしくない行動には知らんぷりをすることをする**のが適切でしょう．

···· 参照先 ····
・神奈川県立こども医療センター：偏食外来パンフレット2ステップアップ編「いつどこでたべる？」．

No.33 野菜嫌いへの対応①（解説編）

関連用語	発達年齢
栄養，感覚，心理社会	1〜3歳

具体的な質問

● 保育所で看護師をしています．幼児になると「お野菜きらい」という子どもが多い印象です．嫌いな野菜を食べさせるには，どのように進めていったらいいのでしょうか． (看護師)

対処　　　　　　　　　　　　　　　　　　　　　　　　関連質問 No.34, 35

1：そもそも野菜が嫌いという子どもは，**嫌いな野菜に対してどういう気持ちなのか**，考えてみましょう．緑の見た目が嫌，ブロッコリーをかじったときざらざらじゃりじゃりしていた，小松菜の筋が噛みきれない，ねぎのにおいが嫌，さらには，友だちが嫌いだから自分も食べないなど，様々な理由があるかもしれません．

2：理由が何であれ，**嫌だと思った食べ物を口にするのは，大人でも難しい**です．**大人は，**「これは野菜だ，ビタミン・ミネラルが豊富で体にいいといわれている，野菜には食物繊維が入っているから便秘解消になる」など，様々な情報をもっているので，**頭で理解できたらかつて嫌いであった野菜も食べてみようと思うかもしれません**．そして，食べてみたら意外に美味しかったという経験もあるかもしれません．

3：**就学前（小学校低学年まで）は，健康へのよい影響を理解して食べることは難しい**です．

4：ところで，**野菜嫌いのために，目の前の子どもが不健康になっているのでしょうか**．野菜嫌いといいながら，カレールー，汁物などを摂取していて，**タンパク質を含め摂取品目が30品以上あり，便秘になっていなければ，栄養的には心配はないでしょう**．嫌いな野菜を無理やり食べさせることでさらに嫌な体験を重ねることになり，弊害のほうが大きいかもしれません．

5：**野菜を食べさせるという発想から，その野菜を友だちにするにはどうするかという発想に変えてみる**と，様々なアイデアがでてきます．

No. 34 野菜嫌いへの対応②（実践編）

関連用語　栄養，感覚，心理社会

発達年齢　1〜3歳

参照　「子どもの偏食外来」 >>> p.55-59, p.83-94

具体的な質問

- 早いと離乳食初期から，多くは2〜3歳の，ほとんど野菜を食べないという相談に対していいアドバイスがあれば教えてください．　　（看護師）

対処

関連質問 No.35

1：相談に来た保護者に，「野菜を食べないとどんなことが心配なのでしょうか？」「具体的に，どんな野菜を食べないのがご心配ですか？」とたずねてみましょう．

2：生野菜を食べないことで心配している保護者もいます．栄養が偏るという心配なら，生野菜は食べなくても加熱したもので取れていて，便秘していないようなら，次のようないい方はいかがでしょう．「生野菜が取れていなくても，加熱野菜は取れているんですね．便秘もなければ，野菜不足による心配をしなくてもいいかもしれませんよ．野菜を食べるようになるには時間がかかるといわれています．まずは，家族が楽しく美味しく野菜を含めバランスのよい食べ物を食べる様子を見せることが先かもしれません」．

3：緑の野菜，特にブロッコリーを食べないと心配している保護者もいます．以下のようないい方はいかがでしょう．「ブロッコリーは確かにビタミン・ミネラル豊富ですが，独特の食感が苦手な子どももいますね．意外に茎の部分は大丈夫なこともあります．それに，ブロッコリーを食べなくても，他の野菜やくだものを摂っていれば大丈夫でしょう」．

4：食物繊維が取れないことを心配している保護者もいます．以下のようないい方はいかがでしょう．「食物繊維が取れないと健康に悪いと心配なのですね．実は，キノコ類やわかめ，海苔などからも食物繊維が取れますよ．何か工夫できるメニューなど一緒に考えて見ませんか」．

5：すべての相談において，子どもに便秘があれば，まず小児科で便秘の治療をする

ことをすすめます．

6：特定の野菜を食べさせようとすればするほど，子どもは拒否するものです．その
　理由は，食卓における親子の役割分担を逸脱しているからです．
　「バランスよい食べ物をだすことは親の仕事ですが，それを食べる・食べないの
　を決める，食べる量を決めるのは子どもの仕事です．強制をやめ，大人が心から
　美味しそうに食べる様子を見せることがいちばんの方法です」と伝えましょう．

No. 35 1歳半頃急に食べなくなるのはどうして？

関連用語	発達年齢
感覚，心理社会	1〜3歳

参照 「子どもの偏食外来」 >>> p.55-59

具体的な質問

● 健診での栄養相談や日頃の相談で，1歳半前後の子どもが，今まで食べられていた食材や料理を急に食べなくなることが多い印象があります．理由を教えてください．　　　　　　　　　　　　　　　　　　　　（栄養士）

対処

　子どもに「なんで食べないの」と質問しないで，「ふーん，今日はパスね，じゃあまた今度ね」と軽く流しましょう．食べないことが続いたら，2か月ほどだすのをやめ，その後だすと食べはじめることが多いといわれています．この間，家族はバランスよく様々なものを食べる様子を見せることが鍵です．

解説・背景

・1歳以降は，自分と他人の区別がはっきりして，嫌なときは嫌と態度で示すようになります．それまでは，嫌なときでも嫌といえなかっただけで，それを態度で表せるような発達段階になったといえます．
・また，この頃から視覚優位で物事を判断するようになります．これまで食べていたものでも，見た目が気になる，気持ち悪い，嫌だ，になるのかもしれません．
・残念ながら1歳半では，食べない理由を言語化できないので，拒否という態度で示しているのでしょう．
・なぜどうしてとたずねても，子どもは理由を言語化できず，かえって怒ったり泣いたりするかもしれません．

No.
36

ご飯と魚しか食べない小食の早産児の対応は？

関連用語	発達年齢
基礎疾患, 栄養, 感覚, 摂食技能, 心理社会	3歳

具体的な質問

参照 「子どもの偏食外来」>>> p.55-59, p.76-77

● 早産で生まれた年齢相当の発達の3歳児で，ことばはゆっくりです．食事に関しては，ご飯，魚以外を食べようとしません．特に，くだもの，野菜は食べません．苦手な食材を口に運ぶと嫌がります．食事量が全体的に少なく，食べられる食材がないと，1日を通してほとんど食べないこともあります．保護者も保育者も食事量が少ないので心配しているのですが，どうしたらいいでしょうか．

(栄養士)

対処

関連質問 No.21, 39

　小さく生まれると，保護者も医療者もどんどん食べて大きくなってほしいという気持ちが強いですね．子どもが少食や偏食の場合，特に食べさせようとするプレッシャーが子どもにかかり，途中で食べなくなると，もう一口だけでもと保護者が食べさせる，食事時間にあまり食べないと，心配のあまり食事時間以外にスナックやおやつを欲しがったら要求どおりにだしてしまうこともあります．これらはいずれも，親子の役割分担を逸脱する行動であり，かえって小食・偏食を悪化させます．また，ご飯と魚以外を食べないのは，肉やかたい野菜をかじったり噛んだりすることが苦手だからかもしれません．

食べる品数と量を増やすには

① 食べさせる行為をやめる：食べないものをスプーンや箸で食べさせようとすると，かえってその食べ物を拒否するようになる．よって，ことばでも態度でも一切の強制をやめる．

② いつ：食事時間の枠組みを決め，3食と午後の軽食時間以外にカロリーのあ

る食べ物をださない.

③ どこで：カロリーのある食べ物は食卓で食べるというルールを徹底する．家族が食卓に一緒に座って楽しく食べる．子どもが食卓につかなくても家族は食べ始める.

④ お片付け作戦：子どもが食べたかどうかに関わらず，家族の食事が終わる5分前に「あと5分だよ」と予告する．終了時に「さあ片付けする人」と声掛けして一緒に片付ける．食卓を拭いて「綺麗になったね」といい，ごちそうさまをする．食事と食事の間には欲しがっても食べ物を与えない．これを徹底すると子どもは決まった時間に座って食べるようになる.

⑤ 品数が増えるのは一定時間家族と一緒に食卓につくことで，家族の食べ物に興味がでて，食べ物が友だちになったころから増えてくることが多い．食事量が増えるのは，運動量が増えてからのことが多い.

解説・背景　　　　　　　　　　関連質問 No.21, 39

・子どもはことばでの表現がうまくできなくて食べない理由をいえないので，食事拒否で気持ちを表しているのかもしれません．**小さく生まれると，なんとか大きくしたいと保護者も医療者も頑張って飲ませたり食べさせたりしがちで，意図せず強制になっていることが多いです．すると子どもは空腹・満腹という臓器感覚が育ちにくかったり，常に食べるようにいわれ食卓でのストレスを感じたりします．支援者自身が「食卓における家族の役割分担を守り，子どもは自分で必要なものを必要な量食べるようになると信じ」家族にそのように伝えましょう.**

・子どもは6か月頃から手づかみ食べを始め1歳を過ぎると自分で食べたいという意欲が増します．年齢相当の3歳であるということは，子どもが自分で食べ物を手づかみまたは食具で食べる能力があるということです．子どもを信じて，食べさせずに，自分から手づかみで食べるよう支援します.

No. 37

食べられる品数はあるが，食べる量が少ないときは？

関連用語	発達年齢
栄養，感覚，心理社会	2～6歳

参照 「子どもの偏食外来」 >>> p.28, p.82-93

具体的な質問

● 食べられる品数はありますが，食べる量が少ない児への対応について教えてください．　　　　　　　　　　　　　　　　　　　　　　　（栄養士）

対処　　　　　　　　　　　　　　　　　　　関連質問 No.04, 58

　食べること以外に気が散りやすく，遊びたくなってしまう子どもが一定数います．こういう子どもに頑張って食べさせようとしても効果がありません．食事以外の子どもの日常生活の状況を聞いてみると解決の糸口が見えてきやすいです．おそらく，起きている間は動き回り，遊びに夢中で食事時間がきても食べたがらない，昼寝もバラバラで予測がつかない，夜寝る時間がきてもなかなか寝ないなどの活発な子どもの様子が浮かび上がってくるでしょう．このような子どもには，日常生活リズムを年齢相当にすること，**特に睡眠覚醒リズムを調整すること**が先決です．

食事時間のデザイン：日常生活リズムを年齢相当に

① まずは，眠る時間と起きる時間を決め，起きている間は，2.5～3時間ごとに食事をとり，食事時間は15～30分と決める．

② 夕食と風呂は眠る1時間前までにすませる．眠る1時間前には激しい遊びもやめ，1時間前から部屋を暗くし，ブルーライトはオフとする．

③ 年齢にあわせるが，2歳以降は3回食と1回の軽食で4回食べるチャンスを与える．

④ 保護者が食卓に座り一緒に食べる．**食事の開始予告と終了予告**する．子どもが食卓にこなくても大人は食べ始め，時間がきたら予告して終了し，片付けたら次の食事時間まで食べ物はださない．

⑤ 気まぐれに食べたがったとしても「さっき食べていないからだそう」,「前回食べなかったからだそう」はしない. **食べる時間を子どもに合わせると時間の枠組みを作れない**. あくまでも, いつ食べ物を出すか決めるのは保護者の仕事である.

⑥ **大人によって態度が違う, 同じ保護者でも気分によって態度が違う, は禁止**. 1回でも要求が通ると, 子どもは「いつでも自分が欲しがったら保護者は出す」と学習し, 子どものペースになってしまう.

⑦ **「食事の場所と時間の枠組みを作るのはしつけではなく保護者の仕事」**である. 保護者の仕事を子どもにさせるとバトルが起こる. **子どもの仕事は「決まった時間と場所で出されたものを, 食べるのか食べないのか決める, 食べる量を決める」**ことである. 家族で話し合って「えいやっ」と実行する.

解説・背景　　　　　　　　　　　　関連質問 No.04, 58

　食べない子どものなかで, 食べるより遊びが好きな以下のような特徴をもつ子どもを, **乳児型食思不振症**とよぶことがあります (Chatoor, 2009). その特徴は,「食べる品数は結構ある（通常20以上）が食べる量が少なく, その日によって食べる, 食べないがまったく予測できない. 子どもはほっそりしていて, 一人っ子のことが多く, 両親ともとても心配して子どもに干渉している」, 哺乳歴を聞くと「母乳でもミルクでも, チビチビ飲みで, 眠いときに意識して飲ませていた（睡眠覚醒レベルの調節不全）です（**No.4** 参照）. このタイプの子どもは, 起きている限り動き回り, 遊びが大好きで交感神経優位状態にあり, 座って食べるという副交感神経優位にする状況を退屈と感じ, 遊び食べがなかなか治りません.

参照先

・Chatoor I：Diagnosis and treatment of feeding disorders in infants, Toddlers, and Young Children. Zero to three, 2009.

No. 38 偏食，小食があり成長に焦りのある保護者に対する支援は？

関連用語　栄養，感覚，摂食技能，心理社会
発達年齢　2～6歳

参照 「子どもの偏食外来」 >>> p.57-59

具体的な質問

● 偏食，少食があり成長に焦りのある保護者への対応方法について教えてください．　　　　　　　　　　　　　　　　　　　　　　　　（看護師）

対処

関連質問　No.49, 72, 73, 74, 75, 76

　偏食・小食の子どもをもつ保護者は，様々な場面で，「もっと食べさせなさい，体重を増やしなさい，食べないのは親が悪いからですよ」といわれ続けていることが多いです．保護者が求めているのは，「体重を増やせ」と指示されることではなく，具体的な対処方法です．**医療者・支援者に求められることは「子どもが食べないのは保護者のせいではない」ことを明言し，具体策を提案することです．**

参照先

・神奈川小児保健協会資料：（動画）「子どもが食べないのは親のせいではありません」（**QRコード①**）
https://kanagawa-syounihokenkyoukai.jp/videos/

（QRコード①）

No. 39

3歳でバナナしか食べない子どもの対応は？

項　目	発達年齢
感覚，摂食技能，心理社会	3歳

参照 「子どもの偏食外来」 >>> p.95-98

具体的な質問

● 3歳になってもほぼバナナしか食べない，というような極端な偏食がある子どもがいます．保護者の心配を受け止めながら発育・発達の多様な面から観察しています．観察すべきポイントや受診すべきタイミング・状態像があれば教えてください．　　　　　　　　　　　　　　　（保健師）

対処　　関連質問 No.36, 40, 41, 42, 43, 46, 50, 51, 61, 62, 76

1：質問の事例のように，本当にバナナだけしか食べていない場合（明らかに摂取品目 20 以下）は明らかに介入が必要です．傾聴だけではいけません．一緒に対応する仲間が必要です．栄養評価のために，医療機関受診をすすめ，発達に課題があれば療育につなぎましょう．

2：そのうえで，以下の評価をします．動画はとても有効ですし，家族と一緒にチェックして，できることを見つけられます．

食べものへのこだわりが強い子どもへの対策（支援のためのエッセンス）

① 発達段階は年齢相当か：発達段階に合わせた支援が基本．食卓では，食卓以外での発達段階より幼い認知しか発揮できない可能性がある．

② 食卓での状況をビジュアル化しに確認する：家庭で食べる様子をスマホなどで動画に撮ってきてもらい保護者と一緒にみる．チェックするポイントは，「食べるよう言葉や態度で親が強制していないか．摂食機能，本人の表情を見る．他人が食べているものに興味をもつ瞬間がないか」である．

③ ほぼ全例強制がある．一切の強制をやめて，子どもが楽しく座ることから始める．

④ 食卓での親子の役割分担を徹底する.

⑤ 子どもが自分から嬉しそうに食べるものから，わずかに色，匂い，形をシフトしたものに移行させていく（顕微鏡的変化）.

⑥ 決して強制しない.

No. 40

感覚過敏やこだわり特性がある子どもの偏食への対応は？

関連用語	発達年齢
栄養, 感覚, 摂食技能, 心理社会	1〜3歳

具体的な質問

参照 「子どもの偏食外来」 >>> p.79-82, p.98

- ●感覚過敏やこだわり特性（特定の食感や特定の色しか食べない等）がある子どもの偏食への対応について，どのように苦手な感覚を受け入れられるようにすればいいですか．また，苦手な感覚がある場合において，自分の意思をうまく伝えられない月齢の子どもに対して，保護者がどのような部分を観察し，声かけ等の働きかけをしたらいいでしょうか．　　（栄養士）

対処

関連質問 No.39, 41, 42, 43, 46, 51, 61, 62, 76

　栄養士は栄養についての相談を受けると，食材選びや調理方法などを主体に，栄養改善のための方策を伝えたくなるかもしれません．しかし，食べない要因には，栄養面だけでなく，医学面（成長および発達），摂食技能面，感覚，心理社会面が複雑にからんでいます．**No.39** で**食べ物へのこだわりが強い子どもへの対策（支援のためのエッセンス）6項目**をだしました．以下，**No.39 の①②後の③**の実践例を示します．

楽しく食卓につくというはじめの一歩

① 「さあ，お椅子タイムだよ，座ろう」作戦：まずは食卓が楽しい状態であること．食べることに課題がある子どもは，食卓ではいつもよりも認知も情緒も幼くなりやすい．本人が安心安全を感じる食卓にすることで，新しい食べ物にチャレンジする意欲がでてくる．

② 「座ったね，ニコ」子どもに食べるよう促さず，保護者が機嫌よく自分の食事を楽しむ，安心のため食べられるものは一品を少量ずつだす．

解説・背景　　関連質問　No.39, 41, 42, 43, 46, 51, 61, 62, 76

・子どもが嫌がることやものには理由があると考えます．子どもの気持ちを尊重して決して無理強いしません，強制しません．

・強制のない環境で，リラックスして座れるようになると，家族がバランスよい食事を楽しく食べている様子をみるチャンスがでてきます．

・すると，子どもは少しずつ，視覚，嗅覚，触覚，味覚の順で食べ物と仲よくなります．子どもなりのステップで，モンスターであった食べ物がお友だちになると，食べるための階段を登り始めます．

No. 41

白米とミルクを好み，野菜を食べるよう促されたら保育所通所拒否に

関連用語	発達年齢
栄養, 感覚, 摂食技能, 心理社会	3歳

参照 「子どもの偏食外来」 >>> p.60, p.79-82

具体的な質問

● 3歳半健診の子どもで，白米（160g）とフォローアップミルク（200～300mL程度）をコップでしか好んで口にしません．唐揚げ，ポテト，海苔，パン，おかしなどは母親があげれば食べますが，それ以外は食べません．野菜が食卓にあると両親の食事であってもオエーっとなるのでだしていません．週5で通う保育所で野菜を食べるよう先生が積極的に声かけをしていましたが，登園拒否になってしまいました．子どもが食べられるものを食べられればよいとしたところ，ほぼ白米のみ食べる状態になりました．母は栄養不足が不安でフォローアップミルクを与えることをやめられません．

カレーやシチューなどに野菜を混ぜてご飯にのせたり，好きな食品（パンケーキなど）に色が分からない野菜を混ぜたり，おやつやフォローアップミルクの量などのアドバイスをしましたが，効果がありませんでした．母は，今までいろいろな機関に相談しアドバイスを実践しても，子どもの食事に改善がないので，疲れてしまっているのですが，どうすればいいですか．

（栄養士）

対処　　関連質問 No.36, 39, 40, 42, 43, 46, 50, 51, 61, 62, 76

栄養士は栄養についての相談を受けると，専門分野の栄養改善方法を伝えたくなります．しかし，食べない要因には，栄養面だけでなく，医学面（成長および発達），摂食技能面，感覚，心理社会面が複雑にからんでいます．さらに3歳ともなると，これまでの良かれと思って実践してうまくいかなかった経験がさらに食べないことを悪化させていることが多いです．本事例も，試行錯誤の結果，改善なく3歳を迎えているようです．

次の順番で解きほぐしていきましょう.

偏食がなかなか改善しない場合の解きほぐしのポイント

うまくいかなくて迷路に入ってしまったように感じるのは保護者も支援者も同じです. **改めて,はじめから全体的な評価をして,それぞれに対して適切な対応ができているか,保護者と一緒にチェック**しましょう.

① **発達状況,コミュニケーションは年齢相当か**:初診時に確認していても再度評価をする.発達検査を受けていればその結果を見せてもらう.食事の場では認知面で普段より幼いことがほとんどであることを理解する.

② **栄養評価をして必要な介入を**:食べられるメニューが20品目以下の場合は,小児科での微量元素欠乏チェックと必要な治療をすすめる.

③ **自律神経を整える**:

- 睡眠調整ができているか,便秘がないか,それぞれを丁寧に問診する.
- 「便秘の治療をしています」で終わらせるのではなく,治療によって調整できているか確認する.排便がある日は薬を飲ませておらず,結局固いうんちのままということも多い.週4日以上痛くない排便になっても数か月は内服を続け,排便日誌を使いながら小児科医とともに漸減中止するよう提案する.
- 日常生活リズムは発達年齢相当か:実際の就寝時間,起床時間,昼寝時間を聞き,入眠までの時間が30分以上ならば,改めて調整のための作戦を練る.夜間覚醒が多いようなら,できるだけ介入しないですむ方法を一緒に考える.
- いずれも,小児科との連携をとる.

④ **食卓での強制が続いていないか**:保護者は自分たちが強制していないと思い込んでいることが多い.本人と家族が一緒に食事している様子がわかるような動画を5分くらい撮ってきてもらい強制がないか一緒に探す.動画をみると保護者も冷静に「あ,私,ダメ出ししてる」「私の顔怖そう」「私,子どもが手づかみ食べしてるのに,口に入れにいっている」などと強制に気づくことがある.

⑤ **食材を混ぜても食べるようにはならない.ごまかしは効かない.**

⑥ **3歳以降はごまかすとかえって疑心暗鬼となるので混ぜたりごまかしたりすることをやめる.**

⑦ **野菜にかかわらず,苦手な食材は,ルーに混ぜたり刻み込んだりしない.**カレーを煮込むとき,家族と同じ大きさの野菜を,ルーを入れる前に取りだし,小皿などに素材別に置いて,食べるかどうかは子どもが決められるようにする.

No. 42

感覚過敏やこだわり特性がある偏食をもつ子どもへの栄養士としてのアプローチは？

関連用語	発達年齢
栄養, 感覚, 摂食技能, 心理社会	1〜3歳

参照 「子どもの偏食外来」 >>> p.44-45, p.71-77

具体的な質問

● 感覚過敏やこだわり特性（特定の食感や特定の色しか食べない等）がある子どもの偏食への対応について，どのようにすれば苦手な感覚を受け入れられるようになるでしょうか．また，苦手な感覚がある場合において，自分の意思をうまく伝えられない月齢の子どもに対して，保護者がどのような部分を観察し，声かけ等の働きかけをしたらいいのか教えてください．

（栄養士）

対処

関連質問 No.36, 39, 40, 41, 43, 46, 50, 51, 61, 62, 76

1：食べる品数が少なく，特定の食感や特定の色にこだわっているので，感覚過敏があると思われるのですね．そしてそのような偏食の子どもには，何か特別な対処法が必要か知りたいのですね．残念ながら，感覚過敏，こだわりだけを治そうとしてもうまくいきません．どういう状況で過敏になるのか，こだわるのか，食事以外の場面はどうかを知ることが，解決の糸口になります．そのために，**偏食をもつ子どもを前にしたときの基本姿勢を確認**しましょう．

偏食の子どもを前にしたときの基本姿勢

- 小児の摂食障害には，医学面（成長及び発達），摂食技能面，感覚，心理社会面の要因が複数絡んでいる．つまり，感覚過敏にだけ注目して，それを治療しようとしてもうまくいかない．感覚過敏やこだわりは，本人が苦手でストレスと抱えている場面（つまり食事場面）で一番出やすい．
- 逆に，多方面からの評価をし，強制をやめ，ストレスなく座れる食卓にすると，感覚過敏やこだわりは軽減していくかもしれない．

- 栄養面からは，今食べられているものが解決のヒント．**今食べられているものばかり食べていると，食べ飽きが起こり，食べられるものがどんどん減っていく．ここでは食べ飽きを防ぐ方法を述べる．**食べ飽きを防ぐ方法が同時に，感覚過敏への対策にもなる．
  子どもを「食べ飽き，フードジャグ」（まったく同じ食品のみを毎食食べ続けること）**に陥らせないようにしよう．**

食べ飽きを防ぐ方法

- 子どもの好きな食品にごくわずかな**（顕微鏡的な）変化**をつける必要がある．細かくして混ぜ込んだりしてもわかることが多い．子どもが違いを感じて食べないとき，それは顕微鏡的変化ではない．
- 1日1回，好きな食品と家族のお皿にある新しい食品を一緒に与え，新しい食品になじむようにする．明らかに違うものを見て耐えることから開始する．
- 新しい食品を与えるときは，以前は好きで食べていたけれど今は食べない食品と交ぜ，好きな食品からわずかに感覚特性のシフトをさせる（新しい食べ物と仲良しの食べ物が一緒にいることによる安心感）．
- 子ども自ら変化に参加するよう支援：自分から食べ物の混ぜ合わせをする，調理に参加する．

2：次の①〜③は**楽しく食べるための包括的な内容を通して，食べ飽きを防ぐ顕微鏡的な変化の付け方**です．

① 食事の時間と空間を年齢相当にし，決まった時間以外はカロリーのあるものをださないのが前提．

② そのうえで，必ず食べられるものを一品はだす．それ以外は家族が食べている様々なものから興味をもったら，期待しないで探検のチャンスを与える（本人の前にほんの少しおく）．

③ 食べ飽きを防ぐには**丸3日間すべての食事（白米以外）メニューを変えること，無理なら2日間違うメニューにすること，それも無理なら，メーカーを変える，店を変える，切る形を変えるなど顕微鏡的変化をつける．**容器を見せない（子どもの目の前で容器からだして同じだと安心させる，その後非常によく似た別のメーカーの製品に変えてみるなど）．

解説・背景

栄養素別メニューリストを作ろう

- 現在食べたり飲んだりできるものをすべて書きだす．子どもが自分から少なくとも2〜3口を3回以上食べられる食べ物または飲み物を，主な栄養に分けて具体的にメニューで書く．

  例：豚肉ではなく，豚挽肉の団子（酢豚の味付け），弁当用肉団子，クッキーではなく，マリービスケット®，マンナ®，グラハムビスケット，麺類ではなく，ゆでて玉で売っているうどんを醤油味で煮たもの，スパゲティートマトソース味など．

- メニューリストから毎食，それぞれの栄養素別に1品目だけだすようにする．

- 丸3日間違うメニューが望ましいが，最低でも2日間はわずかでも（顕微鏡的にでも）違うメニューをだす．

- 家族の食事に興味を示したら，「単独の食材で作ったもの」を「小さすぎず，かじったり噛んだりできるサイズ」で，「少量」ずつだす．

No. 43

特定の食べ物しか食べようとしない子どもへの対応は？

関連用語	発達年齢
栄養, 感覚, 摂食技能, 心理社会	3歳

具体的な質問

●給食時，白米，牛乳，くだものを中心に食べ，それ以外の食べ物にはほとんど手をつけようとしません．0歳のとき，甘いおやつ（チョコレート等）を家で習慣的に食べていたことが原因で前歯（乳歯）が虫歯になり抜歯状態です．保育士や栄養士が声かけをしても，頑なに拒むことが多いのですがどうすればいいでしょうか．

（栄養士）

対処　　関連質問　No.32, 36, 40, 41, 42, 46, 50, 51, 61, 62, 76

　子どもの歯科衛生状態に無頓着な保護者に対してネガティブな気持ちをもってしまうかもしれません．保護者は食べない子どもへの対応に困惑し，やむを得ず甘いおやつを与えていたのかもしれません．支援者は保護者を責めるような態度や発言をせず，「一緒に考えるので状況を詳しく教えてください」という態度で接すると，少しずつほぐれてくるかもしれません．

① 傾聴する：家族が今困っていること，知りたいことをじっくり傾向しましょう．保護者が気になっていることがわかると，支援の糸口が見えるかもしれません．何を一番心配しているのかが見えてくるかもしれません．

② 家族が「虫歯で前歯をかけさせた」と思っているのなら，**唾液は最高の歯磨き粉，食べ物やジュースを与える間隔を 2.5〜3 時間ごとにすると，唾液が働いて，永久歯を虫歯から守る**」というメッセージが届くかもしれません．また，子どもにとって前歯で噛み切る練習の頃に，前歯が欠けると噛み切ることが辛くなるかもしれません．現在食べているくだもので噛めているものは何か，どんな噛み方をしているかを確認し，前歯がなくても口の中で横に動かすとかたいものでも噛めるよと自宅で**親子でゲーム感覚で遊びながらカミカミタイムをする**提案もできるでしょう．

③ **食事時間のスケジュール化をし，３食にはスナックや甘いものをださない，軽食時にすることで，３食に食べる品数が増える**ことが多いです．

④ 食卓での声かけが子どもにとって強制になっている可能性があります．**正しいことこそ，ユーモアとゲーム性をもったやりとりで伝えることが大切**です．たとえば，本人の好きなキャラクターに見立てて，子どもがまだ食べられない食べ物で遊んだり，好きな食べ物に似たものがでたときに「〇〇とおんなじだね」とつぶやいてみたりなど．自宅でも保育所でも**好きな味のもので，かじって噛んで飲み込むことをゲーム感覚でできるようになる**ことを目指します．結果として摂食技能が上がり，様々な食材にチャレンジする意欲がでてくるかもしれません．

解説・背景

　食事や軽食の間隔を 2.5〜3 時間空ける意味は，単なるしつけではなく以下の３つの意味があります．

・だらだら食べるより，時間を決めて与えるほうが摂取カロリーが多いです．

・食事間隔を空けることで，口腔内 pH が弱酸性になり，エナメル質の再石灰化が起こります．

・乳児のう歯ができた場合，しっかり治療して歯磨きするとともに，食事間隔をあけることで，永久歯をう歯から守ることができます．

No. 44 発達障害で偏食やこだわりが強い場合は？

関連用語	発達年齢
発達障害, 栄養, 感覚, 摂食技能, 心理社会	3〜5歳

参照 「子どもの偏食外来」 >>> p.92-94, p.95-98

具体的な質問

● 発達障害がある乳幼児に対して，偏食やこだわりが強いという悩みに保護者がどのように対応したらいいか，アプローチの仕方，ポイントがあれば教えてください． (栄養士，保育士)

対処

関連質問 No.45, 47, 49, 50, 51, 69

1：自閉スペクトラム症（以下 ASD）の子どもにとって食事が課題になる理由は，食べることがもっとも困難な行動の1つだからである，と理解することから始めます．

2：食べるという困難な行動の際は，心理検査などでの評価より低いレベルの認知・感情・コミュニケーション力に落ちているかもしれないと理解しましょう．

3：ポイントは，「対応は ASD の有無を問わず同じだが，きわめてスモールステップなので，1ステップをさらに細かくし，何度もくり返すこと」です．特に，食卓についていられない，集中できない，感情のコントロールができないような場合には，目の前の子どもが今，発達心理学的にどのような状況なのかを探りながら，ユーモアをもって根気強く寄り添って支援することが大事です．

解説・背景

関連質問 No.45, 47, 49, 50, 51, 69

寄り添いの実際を以下のように実践しましょう．

発達障害をもつ子どもとその家族に対する支援での基本

- 食卓してほしくない行動の背景を理解する．
- 子どもの気持ちに共感する．
- 望ましい行動を肯定文で提案する．

- **評価する言葉，質問形は使わない．**
- **大人が，ユーモア，遊び心のある態度をとる．**

子どもの気持ちに共感する＜具体例＞

- 「座らない」：「お椅子の時間だよ」といっても座りに来ないで，自分のおもちゃで遊んでいる場合，子どもの目を見ながら「まだ，遊んでいたいんだね．じゃあママたち先に食べ始めるね」．
- 終了時間になっても食卓に来ない：一度だけ本人の前に行って目を見て，「そろそろ，終わるよ」．それでも来なかったら「さあ，片付けるよ」と宣言して，食卓からすべてを片付ける．＜お片付け作戦＞
- 遊ぶのをやめて座ろうとしたら，「（ニコっ．）座ってくれてありがとう」．
- 座ったけど，だされたものをのけたり，嫌がったりしたら，「ふーん，食べたくないんだね」．「これやだ，○○がいい」といったら，「ふーん，○○食べたいんだね．わかった，今度だすね，今日はこれだよ」．
- 食事後，何か食べようときたら：子どもと目をあわせて「食べたくなったんだね．そうか，今度○○の時間にね」．

No. 45

自閉スペクトラム症の子どもへの対応は？

項　目	発達年齢
発達障害, 栄養, 感覚, 摂食技能, 心理社会	3～5歳

具体的な質問

参照 「子どもの偏食外来」 >>> p.77, p.95-98

● 自閉スペクトラム症（ASD）の子どもの偏食への対応のポイントを教えてください. 食べられるものを食べて栄養バランスが偏らなければいいのかな, とも思うのですが, 幼少期から中高生まで偏食が続き, 給食などで食べられないものが多くおなかをすかせている様子をみると, 介入が必要でしょうか.

（医師）

対処

関連質問 No.46, 47, 49, 50, 51, 69

1：**正常発達の子どもへの対処と基本は同じです**.

2：子どもは, 自分で必要なものを選び, 必要な量を食べるようになると信じ, 決してあきらめないことです. 放置すると食べ飽きて食の幅がどんどん狭くなり, 特に栄養失調になることがあります.

3：年齢と発達段階にあった食事を目指します.

4：ただし**スモールステップ**で, 本人の理解に合わせた言語・非言語コミュニケーションが求められます.

5：食事以外の部分での本人の発達がすすむと, 食事についても幅が広がっていくことが多いです.

6：食事時間に本人が安心安全を感じられるようになると, 本人の興味・関心が増えていきます.

7：医師は治療可能なこと（上気道閉塞, 便秘, 睡眠障害, 栄養評価と対処）への対応を忘れずに評価と対応をします.

8：感覚的な課題と口腔運動機能を側室する目的で, 食卓で食べ物を使った遊びをする方法があります（SOS aproach to feeding）.

「こども偏食少食ネットワーク 支援者養成講座」のミッションとコンセプト

　筆者が講師をしている**「こども偏食少食ネットワーク 支援者養成講座」**の**ミッションとコンセプト**を紹介します．

ミッション（使命）：食べない子どもをもつ家族の育児不安を軽減する．

コンセプト（基本的構想）：

　子どもは自ら必要とする食べ物を選び食べる能力をもっている．

　生活の基本である「食べること＝食事時間」を家族が楽しめるようにする．子どもも親も健康な食を選び取り，心身ともに健康になる．

　食に課題のある子どもをもつ家族への支援者の輪を広げる．

参照先

- こども偏食少食ネットワーク：摂食のための SOS アプローチの基本原則－白書－．**（QR コード①）**
  https://infant-feeding-net-a.com/
- こども偏食少食ネットワーク：MISSION と CONCEPT．**（QR コード②）**
  https://infant-feeding-net-a.com/information/mission%e3%81%a8concept/

（QR コード①）

（QR コード②）

No. 46

決まったものしか食べないときは？

関連用語	発達年齢
栄養, 感覚, 摂食技能, 心理社会	5歳

具体的な質問

参照 「子どもの偏食外来」 >>> p.92-94

● 5歳児健診（医療にも療育にもつながっていない児）で決まったものしか食べない（ごはんしか食べない）という相談をよく受けますが，いまいち的を射た返答ができず，「食べなくてもだしましょう」などのアドバイスにとどまってしまいます．具体的な調理方法や食材の広げ方を教えてください．

（栄養士）

対処

関連質問 No.36, 39, 40, 41, 42, 43, 50, 51, 61, 62, 76

1：子どもの状態把握について

① 認知の発達は年齢相当で，食事以外に困りごとがないのに，食べることに関しては品数が増えず，決まったものを食べ続ける子どもが一定数います．

② このような子どものなかに認知面が暦年齢相当でも，摂食技能が未熟な場合があります．

③ たまたま早期から食事という複雑な場面に困り事が現れているだけで，本人の特性から将来困り事がでてくるかもしれません．

④ **食事場面に限らず，生活全体のなかで，子ども自身が納得して，自分から取り組めるような対応を**していきましょう．

2：対策

① **「食べなくてもだしましょう」は，ほとんど意味がない**ことが多いです．何年もだされ続けても，お皿をどけたり，食べないといわれ，食卓の雰囲気が悪くなるだけです．まして，2歳を過ぎると保護者も諦めて，食べないものはださないようにしていることが多いです．

② **5歳ともなると，自分は食べない子どもだと決め付けていることが多いです．**本人が自分から，「○○になったら，△にチャレンジする」などの目標を立てる

ようになることがあります.

③ まず今,**自分から好きで食べているもののなかで,一番かたいものはないかを聞いてみます**.そこから,**年齢相当の摂食技能があるかどうかが見えてきます**.例えば,唐揚げはそのままかじる,ピザやフランスパンはかじるなら,摂食技能はほぼ年齢相当と判断できます.一方で,ご飯とパンはスティックパン,肉はひき肉料理だけという場合なら,摂食技能は1歳過ぎ(舌の左右運動まで?)かもしれないと想像できます.

④ **摂食技能が未熟とわかれば,それが新しい食材へのチャレンジをためらう理由の1つなので,現在好きな味のもので,少しずつかたさのあるものをゲームとしてチャレンジすることを家族と一緒にやってみる**こともできます.

⑤ **今食べているもので,好きな色や食感・においがほんの少し違う食品を試す**こともできます.

⑥ どんな場合でも,**「遊び感覚で」がポイント**:
・家庭での調理に参加したくなると,調理によって食材の形が変化していく様子を,視覚,触覚,嗅覚で体験するチャンスとなります.
・食卓で子ども自身が食べ物を混ぜるなど,食べることだけを目標にせずに,**食べものと友だちになるチャンスを**与えます.

⑦ **食べられるものが限られる場合,食べ物に顕微鏡的変化(メーカー,買う店,形などから)をつけて食べ飽きないようにしていくのが鍵です**.

⑧ 食べるメニューが20品目以下の場合は,たとえ成長曲線に沿っていても,微量元素欠乏のリスクがあるので小児科で評価し,必要な治療につなぐことも検討します.

顕微鏡的変化とは

　子どもは視覚優位であり,食べることに課題をもつ子どもは不安な気持ちで食卓につく.するとかなり狭い範囲の視野で食べ物を見ているだろうと推測できる.

　食べ物そのものと容器,パッケージとの分別がつかず,パッケージがわずかでも違うとまったく違う食べ物と思ってしまう.

　よって,顕微鏡で見ないとわからない程度の変化をつけて(非常に似ているがメーカーが違う,同じメニューでも買う店を変える,同じ食品で形をわずかに変えるなど)だす.もし,子どもがわかってしまったら,「バレちゃったか,これはいつもの〇〇とおんなじだよ」といって,いつものものをださないことも大事である.

解説・背景

- 発達が年齢相当の3～4歳以降の子どもは食べない理由をことばで表現し始め，食卓で保護者とことばのバトルがはじまります．子どもとのやり取りのポイントは，質問しないこと，できそうにない目標にしないことです．人はもの（製品）や他人による圧力や報酬が与えられることよりも，自分の興味・意欲・関心に基づいて楽しむために行動します．保護者は子どもの応援団です．
- 対応の基本は食卓における親子の役割分担を守ることです．その根底に，保護者は子どもが自分で食べるものと量を選び健康になれるという信頼があります．
- 親子の役割分担は子育て全般に応用できます．保護者の気持ちの整理の仕方を含め，丁寧に具体的に解説した書籍もあり，外来で家族に紹介しています．（ベッキーケネディ，2023）

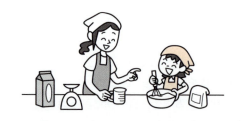

参照先

- ベッキー・ケネディ：GOOD INSIDE 子どもにとって良い子育て．東洋館出版社，2023．

No. 47

偏食があるので発達障害ではと不安を抱える保護者への対応は？

関連用語	発達月齢・年齢
栄養, 感覚, 摂食技能, 心理社会	6か月〜2歳

具体的な質問

● 偏食のある子どものなかには，発達障害のある子どももいると思いますが，親が気づいていない場合などは，どう対応すればいいですか．離乳食や授乳を極端に嫌がる子の場合，年齢が高くなると発育・発達の遅れがはっきりしてくることも多いです．離乳食の相談ではその判断がつかず，保護者の困りごとへの助言がうまくいかないこともあります．保護者に不快な気持ちをもたれないように心がけ，相談窓口の1つとして次の支援につながるまでいい関係性を保てるようにしていますが，保護者の率直な意見があれば教えてください．

(栄養士)

対処

関連質問 No.49, 72, 73, 74, 75, 76

1：発達障害は，診断やその疑いがあることを伝えるだけでは，意味がありません．対応策と今後の見通しをセットにしないと，かえって保護者を不安に陥れます．

2：授乳がうまくいかない，離乳食を食べてくれない，などで悩んでいる2歳までの子どもをもつ保護者に，「お子さんは将来発達障害になる」と診断できません．たとえ，かなりの確率でかもしれないと思ったとしても，対応策と見通しを伝えられなければ，不安を募らせるだけです．

3：発達障害はスペクトラムですので，診断することに意味があるのではなく，困り感に寄り添って対応を家族と一緒に考えていくことに意味があります．同じことは食べることにもいえます．以下に述べます．

4：発達障害があろうとなかろうと，食べることに課題を抱えて相談に来ているわけですので，具体的な困りごとを傾聴し，保護者の努力を労い，不安を傾聴しましょう．

5：基本的な評価と対応については質問○○を参照してください．保護者との関係性

の構築のために，以下のようなやりとりはいかがでしょうか．

「今，〇〇で困っているのですね．そのとき，お子さんはどんな気持ちなんでしょうね」などといい，保護者と一緒に子どもの気持ちを探り，それを大人が言語化すると，子どもはわかってもらえたと安心するかもしれません．安心すると，新しい食べ物に興味を持ち始めるかもしれません．

解説・背景　　　　　　関連質問 No.49, 72, 73, 74, 75, 76

- 神経発達症（いわゆる発達障害，発達遅滞）の子どもは正常発達の子どもに比べて，小児摂食障害の頻度は高いことがわかっています（2〜15% VS 70〜80%）．しかし「偏食＝発達障害ではない」ことを支援者自身が知る必要があります．
- 将来神経発達症になるかもしれないという懸念を伝えるだけでは逆効果です．また，**神経発達症の疑いがあるから支援方法が違うわけではありません**．食べることは脳の複雑なネットワークを必要とする難しいことなので，大人が思うほど簡単なことではありません．不安を傾聴しながら，発達年齢に応じた具体的な支援をしていきます．**キーワードは，正常発達の子どもに比べ，変化の過程がゆっくり，ときには，行ったり来たりすること，「対応はスモールステップで何度もくり返す」**ことです．

No. 48

偏食による身体への影響は？

関連用語	発達年齢
栄養, 感覚, 摂食技能, 心理社会	2〜6歳

参照 「子どもの偏食外来」 >>> p.43-48

具体的な質問

● 偏食の子どもが偏食を続けていると身体への影響はどうなりますか？

(保育士)

解説

・偏食の程度と期間によりますが，一番は成長障害で，まず体重が増えなくなり，重症例では身長も伸びなくなります．

・成長曲線に沿っていても，栄養のバランスが悪いこともあります．2歳未満では鉄，亜鉛，ビタミンD欠乏が起こりやすく，2歳以降で摂取メニュー数が20品目以下の場合は，鉄，亜鉛，ビタミンA, B1, C, D欠乏のリスクがあります．

No. 49 発達グレーの偏食をもつ子どもへの対応：自食優先？ バラエティ優先？

関連用語	発達年齢
栄養, 感覚, 摂食技能, 心理社会	2歳

具体的な質問

● 2歳児クラスの発達が気になる子どもで，食べられる食事が少なく，かつ食事はすべて保育士による介助で食べさせてもらっています．家ではジャンクフードを中心に食べており，体重と身長は成長曲線内です．どのようなステップを踏んで食事を進めていくといいでしょうか．
保育士からは，食べられる食材を増やす・見つけるよりも「一人で食べられるようになること」を重要視したいという意見があり，どちらを優先的に取り組むのか，目標をどこに設定すればいいか教えてください．

(栄養士)

対処

関連質問 No.72, 73, 74, 75, 76

　栄養士として，不適切な食べ物を与える保護者にネガティブな思いをもつかもしれません．食べ物によい悪いはありません．ジャンクフードということばは使わないようにしましょう．だすタイミングと量なのです．

　様々な背景や発達段階・気質の子どもがいますが，対応の基本は同じです．

① ストレスのない環境にすると，子どもは自分で食べる・食べないを決め，食べる量を決められるようになる．

② 子どもから介助を求める場合は，強制にならないように表情を見ながら，遊び心をもって自分で食べたくなるように進める．

③ 保育所では他の子どもと比較するのではなく，他の子どものよい行動を言語化する．

解説・背景

> **家族支援のポイント**
>
> - 保護者の価値観・気持ちを尊重する.
> - 今できていることを確認する.
> - 家族と信頼関係を作ってから，子どもの発達年齢に応じた時間と空間の設定を自宅でも試みてもらう.
> - 自分で食べられる場合は，大人が食べさせない．食べる・食べない，食べる量は子どもが自分で選び取れることを信じて支援することで，食の幅もゆっくりと広がるかもしれない.

No. 50

水分を摂取したがらない発達障害を
もつ子どもの対応は？

関連用語	発達年齢
感覚，摂食技能，心理社会	2〜6歳

参照 「子どもの偏食外来」 >>> p.95-99

具体的な質問

● 発達障害をもつ子どもで，幼稚園では夏の暑い日でも夕方まで水を1滴も
飲まず，食事もしない（拒否）児がいます．支援方法を教えてください．

(児童発達支援施設職員)

対処

　発達障害の有無にかかわらず，口渇を感じにくい子どもが（大人にも）一定数います．

　ご相談の子どもは幼稚園では飲まないけれど，自宅では水を飲んでいるし，食事もしているのですね．ここでは，おもに水分摂取について理由を考えてみましょう．

① **容器を馴染みのものにする**：自宅では好き嫌いもなく，水を飲めるが，外では飲まない場合は環境の変化にストレスを感じているのかもしれません．まずは自宅で使っている食器，コップや水筒を幼稚園に持参して，「**いつものコップ（水筒）だね**」といって，他の子どもと一緒の時間，一定の時間ごとに水の入った馴染みの容器や水筒を渡します．

② **自宅でのタイムテーブルを園にあわせる**：もともと好き嫌いがあり，園で食べたり飲んだりしなくても，家に帰ると好きなときに好きなだけ飲んだり食べている場合などでは，**自宅での飲食の時間を園と同じスケジュールにします**．何時という概念がまだわからなくても，「○○で遊んだら次は水筒でゴクゴク」，「○○の後は水筒でゴクゴク」などと1日のスケジュールのなかに，水分摂取を組み入れると受け入れられるかもしれません．

③ **飲み物の味を徐々に変えて水に慣れさせる**：自宅で水ではなく甘味料だけを飲んでいる場合，気づかれないくらい少しずつ水で薄めていって最後に水でも飲めるようにします．

水分摂取はすべての幼児にとって大切です．発達障害の子どもだけ目立つような支援をするのではなく，以下のような対策をするのはいかがでしょう．

幼稚園全体として，①児童全員に対して，あらかじめ設定して「水分摂取タイムを見える化」する，②「周りの友だちがゴクゴクさんしてるよ」とか，「ゴクゴクの時間だよ」と知らせる，などの取り組みをしましょう．

No. **51**

長期にわたって決まったものしか食べない自閉スペクトラム症の子どもの対応は？

関連用語	発達年齢
感覚，摂食技能，心理社会	3～6歳

具体的な質問

参照 「子どもの偏食外来」 >>> p.89

● 自閉スペクトラム症をもつ子どもは，定型発達の子ども以上に，一度経験した嫌な経験，怖かった経験（食べ物が喉に詰まりそうだった，とか）を引きずってしまうのでそこをゆっくり取り除くようにしています．また，「○○だけは食べられる」，というところから徐々に広げていくと結果的に少しずつではありますが，食べられるものが広がっていく場合が多いです．一方で，長期間にわたって特定のものしか食べない（干し芋＋オレンジジュースだけ，麺類の麺だけ，お母さんが作った玉ねぎの形がわからないハンバーグだけ，白いご飯に塩だけ，など）場合もしばしば経験します．具体的にどう関わっていけばいいのか，何を評価して，どうしてあげたらいいのか教えてください．
                                                                （医師）

対処　　関連質問 No.36, 39, 40, 41, 42, 43, 46, 50, 61, 62, 76

1：支援者がすでにお気づきのように「○○が食べられる」がヒントですね．今食べているものがどんなものか，そこから本人が好む，色，形，食感を探ります．

2：好みのパターンを知るために家族に現時点で自分から食べるものをすべて書きだしてもらい，傾向をつかみます．そして，色で決めているのか，好みの形や大きさがあるか，カリカリ食感が好きか，しっとりとまとまりばらけないものが好きかなどを探っていきます（**口腔感覚対応食**）．

3：これらの感覚的特徴をもとに，感覚的によく似た食材をタンパク質，炭水化物，野菜，くだものからそれぞれ選択していきます．

4：一度だしたものを食べなくても，間を置いて週1～2回程度，強制されない安心安全な環境で何度もだしていきます．子どもはその食べ物がお友だちと思ったら，見て，触り，遊び，最後に口にもって行くでしょう．口にもって行った後

も，かじって，噛んで飲み込むまでに数多くのステップがあるので，気長にだし続けましょう．子どもが新しい食べ物を探検し始めたら，**行動実況放送賞賛法**を使って楽しく進められます．

5：食卓に好きなものだけを大量にだすことは避けます．好きなものをだす量を減らし，他のものにも手がでるようにしていきます．または，好きなものを少量と，感覚的に似たものをセットでだし，両方食べたら，好きなもののおかわりと別の感覚的に似たものを少しセットでだすというふうに，好きなものだけしか注目しない，それだけで満腹にしないという駆け引きも必要なときがあります．

参照先

- 山根希代子（監），藤井葉子（編著）：発達障害児の偏食改善マニュアル，中央法規出版，2019．
- この本に紹介されている，**<口腔感覚対応食の作り方>** は以下の広島市社会福祉事業団のウェブサイトで公開されている．
- 広島市西部こども療育センターなぎさ園の給食の食形態作り方
  （**QRコード①**）
  http://www.hsfj.city.hiroshima.jp/020201030400seibukyusyoku.html

（QRコード①）

- 広島市西部こども療育センターなぎさ園でのカリカリ食の作り方
  （**QRコード②**）
  http://www.hsfj.city.hiroshima.jp/images/0202010304image/nagisakyusyoku10.mp4

（QRコード②）

- こども偏食少食ネットワーク：支援者養成講座「3歳以降の自閉症児への対応」（**QRコード③**）．
  https://infant-feeding-net-a.com/training/

（QRコード③）

No. 52

口腔感覚過敏は生まれつき？

関連用語	発達月齢・年齢
感覚	0歳〜

参照 「子どもの偏食外来」 >>> p.34-42

具体的な質問

● 口腔内の感覚過敏をもつ子どもは新生児から過敏がみられるのでしょうか.　　　　　　　　　　　　　　　　　　　　　　　　　　　　（保育士）

解説・背景

関連質問 No.12

　感覚過敏は出生後のリスク，受容，ケア方法によって形成されます．口腔内，唇，鼻など敏感な場所への処置が不快であれば，どんな時期でも感覚処理過程の異常が起こるリスクがあります．生後すぐからやむを得ずチューブや管を鼻や口に入れられるNICU入院児はリスクをもつことになります．その後も，食にまつわる不快な体験が継続すると，感覚処理過程の異常が起こり得ます．

　口腔・口周囲などは感覚器が密集する場所（プライベートゾーン）です．これらの場所に不快な刺激が長期にわたって与えられると過敏や鈍麻や異常感覚が起こるリスクがあります．一方でこれらのプライベートゾーンといわれる場所への必要な処置を不愉快にしないような愛護的なケアがリスクを下げることもわかっています．

No. 53 感覚特性による偏食の予後と対応は？

関連用語	発達月齢・年齢
感覚	0歳〜

具体的な質問

● 偏食は色・食感・味・見た目・におい・かたさなどの五感による要因が多くみられます．それらのなかで，年齢や経験とともに改善するものはどれか，また改善につながる効果的な支援方法を教えてください．（保育士）

解説・背景

　感覚的な要因のなかで，年齢や経験とともに変わるものがあるか，どうすれば感覚的な要因が改善するかを知りたいのですね．

　よく知られているのは，視覚：色です．

　1〜2歳は，乳汁に近い，白，薄黄色，薄茶色の食べ物に親しみを感じやすいです．例：白いご飯，豆腐．色からいろいろな食感，食べ物の幅が広がる可能性があります．

　同じく視覚：形，大小は，丸いもの，小さいもののほうが友だちになりやすい可能性があります．

　しかし，感覚特性だけをなんとかしたいとしても，効果がありません．なぜなら，感覚特性だけが偏食の原因というわけではないからです．年齢不相応の摂食技能，コミュニケーションの苦手さ，不適切な生活リズムが重なっていることが多いです．苦手な感覚があっても，大丈夫かもとなるのは，ストレスのない，強制されない安心安全な環境です．どんな子どもでも，安心・安全な食事環境ではじめて，モンスターと思っていた食べ物がお友だちに感じられることが多いです．

No. 54 偏食とことばの発達に関連はある？

関連用語	発達年齢
摂食技能，言語発達	1～6歳

具体的な質問

● 偏食には，離乳食期（乳児期）のつまずき（形態が進まない，食材が増えない）が幼児期の食に影響を与えていることが多く，ことばの発達（発音が不明瞭等）にも影響を与えているように見受けられます．食（口腔）機能とことばの発達の関連性を示すデータはありますか．　　　　（栄養士）

解説・背景

　咀嚼・嚥下機能と言葉の発達と関連を示唆するデータは筆者の知る限り認めません．

　食べる機能の中には，狭い意味での摂食嚥下（口腔）機能のほかに，食べ物を受け入れられる体，食べたいと思う気持ち，保護者や仲間と一緒に穏やかで肯定的なストレスのない食卓の存在など複数の要因があります．同時に，言葉の発達も，単なる発声機能だけでなく，言葉を聴き，意味を理解し，自分から発話したいという意思があって初めて発達していくものではないでしょうか．

　現場では，**食卓での強制がなくなりストレスが減り食べることが楽しくなると他の行動面でも積極的になり全体として発達促進が起こり会話が増えて行くという事例はよく経験します．**

　口腔機能を上げるための訓練は，子どもの場合，やらせようとしてできるものではありません．楽しいゲーム感覚で，動物をモデルにして，かじりとり，噛むなど親子ゲームのようにするといいといわれています（SOSアプローチは発達段階に合わせた口腔感覚アプローチ）．

No. 55 食事時間の調整をするとなぜいいの？

関連用語	発達年齢
心理社会	1〜6歳

参照 「子どもの偏食外来」 >>> p.60-64

具体的な質問

● 食べることに無関心な子どもへの対応について，家庭での食事時間の工夫が偏食にどう影響してくるのでしょうか.　　　　　　　　　　（保育士）

解説・背景

　2.5〜3時間ごとに食事を与えた場合のほうが，子どもが望むままにいつでも食べ物を与えるという「ダラダラ食べ」よりも，1日あたりの摂取カロリーが多いという研究結果があります.

　また，食べない子どもは空腹や満腹という臓器感覚が鈍いともいわれています.

　つまり，保護者は，食事の時間の枠組みを作ることで適切な日常生活スケジュールを作るという役割を担っています.

No. 56 座卓の場合の調整は？

関連用語	発達年齢
栄養，摂食技能，心理社会	～6歳

参照 「子どもの偏食外来」 >>> p.66-67

具体的な質問

- 食事の際の椅子の指導についてですが，テーブルでの食事の場合はハイチェアでよいと思うのですが，ちゃぶ台のような床に座っての食事の家庭では，どのように説明したらいいでしょうか． (医師)

対処

1：高さの低い座卓の場合も体幹の安定が基本です．座卓の高さが子どものおへそと乳頭の真ん中くらいになるような座面の椅子を用意し，股関節，膝関節，足関節が90°になるようにします．足底が床につかない場合は足台を使う．背当ては必須で肩甲骨まで支えられるようにします．

2：子どもの体格が大きくなる3～4歳以降になると，座卓によっては子どもの太ももが座卓の下面にあたり窮屈になってきます．その場合は，正座やあぐら姿勢をとり，かための座卓用クッションをあてると安定するかもしれません．

3：座卓の場合，子どもが豆椅子で，大人が片膝や正座やあぐら姿勢となり，座り方が異なります．すると大人の真似をしたい子どもが落ち着かず大人の膝に乗りたがることもあります．こういう場合は，思い切って高い食卓にして，みんな椅子にする方がよいこともあります．

解説・背景

大人が椅子と食卓で座る場合は，子どもが歩けるようになるまではハイチェアで，小走りするようになったら，ステップチェアに子どもを座らせましょう．

56 座卓の場合の調整は？

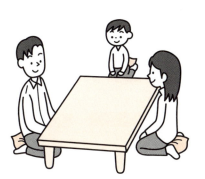
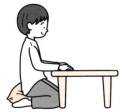

家族みんながそれぞれの体格に合った硬めのクッションに正座すると，子どもは落ちついて座ることが多いです

No. 57 食べることに興味がない子ども① 保護者へのアプローチ

関連用語	発達年齢
養育者	1～3歳

参照 「子どもの偏食外来」 >>> p.55-59

具体的な質問

● 離乳食講習や乳幼児健診で相談に入った際，保護者からのひと言目に「うちの子は食に興味がない」「食べることに興味がないんですよね」といわれることが多々あります．相談を受ける側としては，「そこまで決めつけなくても……」と思いつつ，相談の対応をしています．このような発言があった場合，どのような声かけをして，相談に入るといいでしょうか．

（栄養士）

対処

関連質問 No.37, 58, 59

　栄養士は食べることに興味がある人がほとんどなので，食べることに興味がないという子どもを想像しにくく，保護者に共感をしにくいかもしれません．

　はじめに，「せっかく食事を用意しても，お子さんが食べてくれないと，がっかりするかもしれませんね」などと，**食べない子どもを前に保護者がどんな思いで過ごしてきたかについて教えて欲しいという気持ちで応対すると，困っていること，気になること，どうしたいのかを段々話してくれるかもしれません**．具体的な困りごとに寄り添うことで，保護者自身が自信をつけ，解決策を見つけていけると信じます．

　偏食の子どもをもつ保護者への対応の基本に，**食卓における親子の役割分担**があります．**「いつ，何を，どこで」が保護者の仕事**です．この役割について，一緒に確認しましょう．**保護者が保護者の仕事をしていてなお，困難感がある場合，保護者が悪いわけではない**といえます．**「食べる，食べない，食べる量を決めるのは子ども」**です．すべての子どもが食べることが大好きで毎食保護者が思うように食べるわけではありません．**「親として，わたしたちは自分がベストだと思う意思決定をしつつ，同時に，それらの意思決定に対する子どもの感情を思いやることができます」**（ベッキー・ケネディ，2023）．親が理想とするように子どもが食べなくても子どもが悪い

わけではないし，わざとやっているわけでもありません．**子どもは子どもなりの理由があるはず**です．保護者は，自分は自分の仕事をしている，そして子どもが食べないのもありです．「今はパスだね，また今度チャレンジしようね」ということで，子どもは「ママに見捨てられていない，また，頑張ろう」と思えるかも知れません．

参照先

- ベッキー・ケネディ：GOOD INSIDE 子どもにとって良い子育て．東洋館出版社，2023.

No. 58 食べることに興味がない子ども② 子どもへのアプローチ

関連用語	発達年齢
養育者	1〜6歳

参照 「子どもの偏食外来」>>> p.28-29, p.55-59

具体的な質問

● 食に興味がない子どもに，無理してでもアプローチをかけ続けた方がいいのでしょうか．あまり声をかけ過ぎるとプレッシャーになりますか．食の経験が少ないせいか，どんな料理・食材か分からず，「これ何？」と聞いてくることが多いです．小さい頃から興味をもつような声かけなどを行ってきましたが，なかなか食べてくれませんし，そういう子どもは元々食も細いように感じます．

(栄養士)

対処

関連質問 No.37, 57, 59

　食事の用意をしていると自分からやってくる子どももいれば，「ご飯だよ」と呼んでも遊びに夢中でなかなか食卓に来ない子どももいます．後者のように**食べることより遊ぶことが好きな子どもにとって，「食べることは退屈だ」，「1日中遊んでいたい」と思っているのかもしれません．このようなタイプの子どもは空腹，満腹という臓器感覚を感じにくいかもしれません．**また，食べることはつまらないと思っている子どもは食べ物に興味がわかないので，素材名も調理方法も知らない，聞いても覚えていないことがあります．

食べることに興味がない子どもへの対応

　子どもに食に興味をもたせよう，食べさせようとするよりも，食事時間を含む生活リズムを決めることが有効である．
- 時間が来たら，食卓に座ることを日常生活のリズムにする．ポイントは時間を知る出来事の後に，または好きな活動をした後に食卓にという流れを作ること．例：「お昼のチャイムが鳴った，あーお昼だ，手を洗って食卓に着く時

間だな」「幼稚園から帰ったら，午後のおやつ時間だな，手を洗おう」「夕方外
遊びしたら手を洗って，夕ご飯の支度のお手伝い」など.
- 生活のなかで，食べることだけでなく，前後のお手伝いとお片付けを取り入
れていくと，自然に座って食べるようになるかもしれない.
- 食事時間には，一連の流れで座る，座ったら食べるが習慣化することで，臓
器感覚が養われる．朝起きたら，○○して座って食べるという流れになるか
もしれない.

解説・背景　　　　　　　　　　関連質問　No.37, 57, 59

　食事タイミング・時間を決めるのは保護者の仕事です．子どもの食べたい時間に食
べさせても，健康な食事を自分で作る習慣は身につきません．食事時間のスケジュー
ル化を子どもと一緒にゲーム感覚でやっていこうと提案できます.

　4～5歳になるとスケジュール表を作って，次，何の時間かを見える化するのも効
果的です.

　食べることだけが食事ではありません．食材の育ち，流通，スーパーなどでの買い
物，自宅やイベントでの共同調理と共同で食卓を囲むことなどすべてが食に関連する
体験となります．子どもの生活圏が広がり楽しい・面白い体験が増えてくると，モン
スターであった食べ物が友だちになる瞬間が来ると信じましょう.

No. 59

保護者が食事に興味がない場合は？

関連用語	発達年齢
養育者	1〜6歳

具体的な質問

● 保護者が食事に興味がない場合は，どのようにアプローチしたらいいでしょうか．

(栄養士)

対処

　もともと食に対して興味がない大人もいます．食べることに興味があるないに関わらず，保護者は子どもの健康を願っています．**自らが食べることに興味がない人にとって，保護者となって子どもの食事を用意することは，想像を超えて大変な作業かもしれません．支援者は子どもの食事に対する親の態度を批判してはいけません．**「子どものことを心配して相談してくれてありがとう」とことばにしましょう．「子育てに忙しいなかで，毎日の食事の用意をするのは大変なことですよね．そんななか頑張って作っても食べてくれないときがあるとガッカリしてしまうのですね」という保護者の努力を認め共感することばをかけてみましょう．すると，保護者の方から，具体的な困りごとを話してくれるかもしれません．その際，問題点を指摘するのではなく，よいところを探してその点を褒めましょう．どんな場合でも，全部バツはないはずです．根気よくくり返していると保護者との信頼関係がでてくるかもしれません．そうしたら，親の方から「実は……」とさらに相談がでてくるかもしれません．

　解決策の提案の際，あれもこれもと盛りだくさんにするとできないと思われるかもしれません．できそうなことを1つか2つ提案してみましょう．

例：**親自身が自分の好きな食べ物を，子どもと一緒の食卓で食べましょう．好きなものを食べているときの親の表情はいいはず，きっと子どもも「何それ」と興味をもち始めるでしょう．そこから段々バラエティを増やしていけるかもしれません．**

No. 60 「無理に食べさせるとトラウマになる」とだけいわれた保護者への対応は？

関連用語	発達年齢
養育者	1〜2歳

参照 「子どもの偏食外来」>>> p.104-110

具体的な質問

● かかりつけ医で相談した栄養士の方に「食べること自体が恐怖に感じる子どももいるので，無理に食べさせるとトラウマになるかもしれない」といわれてとても驚きました．

何とか食べさせようとする努力をやめてお互い楽になった反面，食べるという成長発達に欠かせないことのために親としてできることがなくなって，何もできない，何もしていないという無力感に近いものを抱えるようにもなりました．このままでいいのでしょうか． (保護者)

解説・背景

・支援者は，「無理に食べさせてはいけない，かえってトラウマになるかもしれない」という正しい情報提供をしたはずです．でも，保護者は，強制をやめることで楽になったと同時に，先の見通しが立たないことで不安になり，無力感におそわれています．

・**間違った情報ではなくても，解決方法をセットにしなければ，保護者を前向きにはできません．**

・解決方法をセットにするために，一般的な指導ではなく，子どもの発達段階を知り，食卓に座れるか，座ったときの様子はどうかなど，具体的な状況を一緒に確認すると，実際的な対処法を見つけられるかもしれません．

No. 61 「本人が食べたそうにしたらいつでも与えるように」といわれた保護者への対応は？

関連用語	発達年齢
養育者，感覚，摂食技能	1〜2歳

具体的な質問

● 「家族が食べる物を子どもが食べたそうにすればいつでも与えてください」というアドバイスがありました．
私の娘にはそのような様子は一度もみられず，「いつまでも食べようとしないけれど，こういう場合はどうすればいいの？　この状態はいつまで続くの？」と思いながら過ごしていますが，どうすればいいでしょうか．

（保護者）

対処

1：食べない子どもの相談を受けると「本人が食べたいものをいつでも与えるように」という指導はよくされます．**食べない（ように見える）子どもは，どんな気持ちで食べ物と向かい合っているのだろうか，という想像が必要です．まだ自分から食べない食べ物は，子どもにとってはモンスターだと考えましょう．**どんなに周りが美味しそうに食べていても，当人がモンスターだと思っている間は，見ようともしないでしょう．

2：Toomey は"**食べるまでのステップには，食べ物の存在に耐える，見る，触る，嗅ぐ，味わう，かじる，粉砕する，嚥下するというステップが必要**"といっています．この過程を筆者は，**モンスターをお友だちにする方法**として家族に説明しています．

3：実践：筆者は，Toomey の**発達段階に合わせた感覚口腔機能ステップ**を自宅で実践できるように（モンスターをお友だちにする方法）とし，次のような提案をしています．

61 「本人が食べたそうにしたらいつでも与えるように」といわれた保護者への対応は？

モンスターをお友だちにする方法

- 強制のないストレスフリーの食卓で親子の役割分担を守ること．リラックスできるようになると，親や他の人が食べているものに興味をもつようになる．
- 親が好きで月に何回か食べていると，段々とその食べ物の存在に慣れて座っていられるようになる．
- 1日1回，無理なら週末の午後の軽食タイムなどに，食べ物を子どもの好きな遊びに見立てて遊ぶ．例：食べ物を電車，車，好きなキャラクターの形にするなど．食べ物は親と子どもの両方に用意し，親は親の食べ物をもって遊ぶ．子どもが手にもって遊ぶかどうかは子どもが決める．決して遊ばせようとしないこと．
- 子どもが食べ物に触れたり，遊びだしたりしたら，**行動実況放送賞賛法**を使って，遊びを続けたくなる状況にする．
- 子どもがその食べ物に慣れてくると（お友だちかもと思いだしたら）見て，触って，匂って，かじってという順番で仲良しになっていく．
- かじった後，噛んで飲み込むまででも様々なステップがある．子どもがかじったら，大人は素早く「あ，かじってるね，パパも」などと子どものよい行動を真似てみる．子どもは大人が自分の真似をすると得意になってさらにやろうとする．
- 1回のトライですぐに食べ物に触り始めることは期待しない．様々な食材で，楽しい雰囲気で，ゲーム感をもってやってみようと伝える．
- 食べ物でも遊びの様子を動画に撮ってもらって，それを親と一緒に見せてもらうとよい点，改善点が見えてくることがある．

No. 62 食べられるものを増やす工夫は？

関連用語	発達年齢
養育者，感覚，摂食技能	1～3歳

具体的な質問

● 苦手な食材をスモールステップで慣らしていく方法について，量を徐々に増やす以外に，見た目や食感を徐々に変えていくような工夫があれば教えてください． (保健師)

対処

関連質問 No.36, 39, 40, 41, 42, 43, 46, 50, 51, 61, 76

1：食べられるように調理形態を変えるという発想は，大人の摂食・嚥下障害の場合は役に立ちます．大人はいったん摂食技能を獲得済みであり，その食べ物が何かわかりますし，その食べ物にまつわる記憶とともに経験しています．よって，よく知っている食べ物だとわかる形で食べやすく提供されると，納得して食べるでしょう．

2：子どもの場合，感覚と摂食技能の練習の段階で挫折しているので，食べられない食べ物は，感覚的・摂食技能的に食べる能力をまだもっていません．その食べ物に関する記憶もないか，強制される環境ではネガティブな記憶になっているかもしれません．見た目や食感を変えるための，役に立つ方法は FOOD CHAINING というやり方です．ポイントは，今好きで食べている食べ物の特徴を知って，それに近いやり方で，別の食材を調理し提供することです．例えば，白い色が好きな場合は，白い食べ物でバリエーションをつけていく，カリカリの食べ物を好む場合は，カリカリ食で食材のバリエーションをつけていく，しっとり，まとまりのあるものを好む場合は，まとまりやすい食材や，提供方法で粉砕する力をつけていくなどです．（参照先の「発達障害児の偏食改善マニュアル」および動画参照）.

3：食べ物の食感という感覚以外に，感覚の調整も大事です．苦手な食材がのっている食卓は子どもにとって針のむしろかもしれません．大切なことは，調理形態を

変更するだけではなく，子どもが落ち着ける食事環境を整え，一切の強制をやめて食卓を楽しい場にすることです．家庭では家族が好きなメニューを心から楽しんでいる様子を見せること，子どもがその食卓に一緒に参加したい，食材を試してみたいと思える状況を作ることが大切です．

参照先

- 山根希代子（監），藤井葉子（編著）：発達障害児の偏食改善マニュアル，中央法規出版，2019．
- 広島市西部こども療育センターなぎさ園でのカリカリ食の作り方（QR コード①）
  http://www.hsfj.city.hiroshima.jp/images/0202010304image/nagisakyusyoku10.mp4

（QR コード①）

No. 63 経管栄養中の子どもへの支援①
間接的アプローチの代わりに味見を

関連用語	発達年齢
経管から経口へ	1〜3歳

具体的な質問

●生まれながらの基礎疾患のため，直接母乳と経鼻胃管栄養中の1歳4か月の子どもです．逆流症があり，吐き戻しが多いため，離乳食がなかなか進みません．間接的アプローチで，訪問看護師ができる事を教えてください．
(訪問看護師)

対処　　関連質問 No.64, 65, 66, 67, 68

1：間接的アプローチは効果がないといわれています．
2：嘔吐がある間は，食べることが不快な体験になるので固形食をすすめるのはまだ難しいでしょう．
3：今できることは味見です．味の染みたタオルを噛むとか，子どもの指につけて自分から舐めてもらう，または，保護者の指に味のついたペーストなどをつけて，子どもが興味を示したら下唇にそっとつけ舌で舐めるのを待つなど，子どもの表情を見ながら味わいを楽しむことから始めていきましょう．

解説・背景　　関連質問 No.64, 65, 66, 67, 68

　乳幼児の場合，間接訓練は目的を理解させることが難しく，嫌がるのが当然なので原則すすめられません．不愉快でない程度，唇についたものの味覚を楽しむことはできるでしょう．間接訓練の適応と注意点は「子どもの摂食嚥下リハビリテーション」を参照してください．

参照先

・田角　勝：子どもの摂食嚥下リハビリテーション．診断と治療社，2013．p.143．

No. 64

経管栄養中の子どもへの支援②
経管栄養中の子どもに経口摂取をすすめるための始めのステップ

関連用語	発達年齢
経管から経口へ	1〜4歳

具体的な質問

●生まれながらの基礎疾患による哺乳障害，嘔吐症がある経管栄養の４歳児です．３歳頃から嘔吐がほとんどなくなり，胃ろうになりました．
経口摂取は，ペースト食をスプーンで与えると舐めたり，お菓子を舐めたりはしますが，まだ咀嚼や嚥下はできません．この段階で今できることがあれば教えてください． （訪問看護師）

対処 　関連質問 No.63, 65, 66, 67, 68

　嘔吐のために，口から飲んだり食べたりを経験しないまま４歳になったお子さんですね．発達段階はどのくらいでしょうか．走ることはできるか，二語文でのやり取りや，双方向のコミュニケーションはどうでしょうか．少なくとも上記の項目のような，１歳半くらいの発達があれば，家族と一緒の食卓に参加して，座って注入することから始められます．ただ，摂食技能学臨界期を過ぎているので，食べるまでに何年もかかると予想されます．その間，経管で栄養を担保することが大事です．以下は具体的な提案です．

経管栄養中の子どもに経口摂取をすすめるための始めのステップ

① 起きている時間の間は，家族の食事時間に合わせて食卓で注入する．

② 座位保持可能なら，座位保持椅子に座り家族と一緒の食卓に座って，注入をする．注入と同時に，本人が好きな味を楽しめるようスモールステップで進める．

③ 食卓でスプーンを嫌がらなければ，スプーンでごく少量から進めていく方法もある．スプーンを嫌がる場合，またはスプーンを嫌がらなくても，ス

> プーンと同時に本人の手づかみしたい気持ちに合わせて，家族の食事からとりわけて食事を本人の前に置くことから始める．

解説・背景

関連質問 No.63, 65, 66, 67, 68

経管栄養離脱の基本：

- 経管栄養は食事です．起きている時間は，家族の食事時間に合わせて食卓で注入します．眠っているときはベッドで注入します．
- 口から食べて満腹になる感覚を育てます．食卓での注入中に食べ物を子どもの前におき，できれば自分から口にするよう経験を重ねます．
- 座っていられる工夫を：座位保持椅子，ながら食べはさせない，家族が一緒に面白そうに食べる，などの工夫をします．
- 食べる機能と感覚のトレーニング：軽食タイムに，食卓に座って食べ物を使って遊ぶゲームをするなど，楽しみながら食べ物になじんでいけるようにしましょう（**発達段階に合わせた感覚口腔機能ステップ**）（No.69 参照）．

参照先

- 神奈川県立こども医療センター：偏食外来パンフレット「チューブ，ばいばいさくせん」．
- こども偏食少食ネットワーク：支援者養成講座「チューブ，ばいばい作戦」（**QR コード①**）
  https://infant-feeding-net-a.com/training/

(QR コード①)

No. 65

経管栄養中の子どもへの支援③ 人工呼吸器，胃ろうケアを受けている子どもの評価と支援

関連用語	発達年齢
経管から経口へ	1～4歳

具体的な質問

● 1歳半までほとんど経口摂取をしなかった，人工呼吸器，胃ろう管理中の子どもです．在宅移行し，自宅で経口摂取を試み始めて1か月ほどになります．口に入れるのも嫌がり，泣き出し，嚥下しない状況から，ときどき嚥下するようになりましたが，食べるときは泣いてしまいます．ゆっくりと口にすることや飲み込むことができている，食べることに慣れてきていると評価しているのですが，泣きながら経口摂取の練習をすることはよくないのでしょうか．　　　　　　　　　　　　　　　　　（訪問看護師）

対処　　　関連質問　No.63, 64, 66, 67, 68

1：**嫌がっているときに食べさせるのは，食べることの強制です，やめましょう**

　　呼吸が不安定などの理由で，経口摂取できないまま1歳半になったのですね．現在，食事を与えると泣くということは，食べることを嫌がっていると思われます．直ちにやめましょう．以下順を追って対応を説明します．

2：**食べるための始めのステップは呼吸の安定：**

　　子どもは気管切開で在宅で人工呼吸中でしょうか．それとも，経鼻陽圧人工呼吸管理でしょうか．いずれにしても，常時人工呼吸管理が必要な状態であれば，経口摂取で嚥下させようとすることは困難と思われます．人工呼吸器を一定時間外した状態で，呼吸が安定してから経口摂取を考える方がいいでしょう．

3：**次は，座位保持の安定：**

　　呼吸が安定しているとして，子どもの発達状況はいかがでしょうか．**座位保持がまだの段階であれば，たとえペーストでも食事開始はまだ無理**でしょう．少なくとも，自分で支えれば5～10分間座っていられる状態になったら，座位保持椅子を使って，家族と一緒の食卓につくことを始めます．

4：経管栄養は食事：

上記2点を同時にするとして，大事なことは，**経管栄養が苦痛でなく（嘔吐や悪心がないこと），1回の注入時間が30〜40分以内であること**を目指しましょう．

これらをクリアしてから，子どもの表情を見ながらスプーンを使用して食事を与える，支援者・子どもの指などからペースト食を与えることをスタートできます．

また，家族が食事する場面に子どもが参加することもとても大事です．

解説・背景　　　　　　　　　関連質問 No.63, 64, 66, 67, 68

- **経管栄養離脱を目的とした食事のスケジュールと姿勢：**（対象の子どもの運動発達から見た年齢にあわせて）起きている時間帯の注入（食事）姿勢を発達月齢に合わせましょう．
- **6か月まで：**哺乳びんや直接授乳の姿勢．セミリクライニング姿勢で養育者の腕に抱えると，子どもは養育者の顔をみることができます．
- **6か月から：**セミリクライニング姿勢で一人で座れるようになったら，1日1〜3回，ハイチェアなどに座らせて食事（注入）をしましょう．
- **9か月から：**ハイチェアですべての食事（注入）をしましょう．
- **1歳半〜2歳以降：**大人と同じテーブルで，足置きのある，座面が滑らない椅子に座らせましょう（偏食外来パンフレット2「いつどこでたべる」参照）．
- 昼間帯は，上記の食事の姿勢で，夜間はベッドで注入するのもいいでしょう．
- **理学療法を受けている子どもの場合は，担当の理学療法士に食事用の座位保持椅子を調整してもらうこともできるでしょう．**

参照先

- 神奈川県立こども医療センター：偏食外来パンフレット「チューブ，ばいばいさくせん」．
- こども偏食少食ネットワーク：支援者養成講座，チューブ，ばいばいさくせん」

112

No. 66

経管栄養中の子どもへの支援④
予後について

関連用語	発達年齢
経管から経口へ	1〜4歳

参照 「子どもの偏食外来」 >>> p.34-42, 104-110

具体的な質問

● 原因不明の偏食，摂食障害の子どもがいます．いつまで経管栄養すること
になるのか説明できず困っています．事例でもいいので教えてください．

（訪問看護師）

対処

関連質問 No.63, 64, 67, 68

1：筆者の外来でも，生まれつきの摂食機能障害のため経管栄養になった子どもはき
わめて少ないです．また，医学的な基礎疾患があっても，食べる子どももいれば，
食べない子どももいます．はっきりといえることは，様々な原因で食べる機能を獲
得する時期を逸してしまい，摂食技能が年齢不相応になっているということです．

2：「摂食障害の原因は，医学的，摂食機能，社会精神的，環境要因と複雑で，単一
の原因ではありません」ということを家族に伝えます．

3：**経管栄養からの離脱方法は，原因不明の場合も，医学的な原因がある場合でも同
じように対応します．**

4：**食べられるまでの見通しは個別判断ですが，食べられない期間の3倍程度改善に
時間がかかるという専門家もいます．** 以下にいくつかヒントを述べます．

① 食事の時間の調整：口から食べる意欲を引き出すには，空腹が最高の味方です．

② 空腹をつくるためには，一定の間隔で一定のカロリーを摂ること．

③ 乳児期早期以降，夜中はできるだけ注入しないこと．

参照先

・神奈川県立こども医療センター：偏食外来パンフレット「チューブ，ばいばいさくせん」．
・こども偏食少食ネットワーク：支援者養成講座「チューブ，ばいばいさくせん」．

No. 67

経管栄養中の子どもへの支援⑤ ADHD 特性をもつ経管栄養中の子どものバラエティを増やすには

関連用語	発達年齢
経管から経口へ	5〜6歳

参照 「子どもの偏食外来」 >>> p.64-70

具体的な質問

● 経管栄養中の子どもで，お菓子は食べるのに，それ以外はなかなか食べないADHD特性をもつ超低出生体重児生まれの幼児期後期の子どもがいます．どうやって食の幅を広げていけばいいでしょうか．　　　　（訪問看護師）

対処

関連質問 No.63, 64, 65, 66, 68

　幼児期後期ということは，食べる機能を獲得する臨界期を過ぎて長く経っていますね．そして，ADHD特性をもつことがはっきりしてきた年齢なのですね．解説と対応は，感覚特性をもつ子どもへの対応について述べたNo.42〜45をご覧ください．加えて，以下にADHD特性の子どもの場合の評価と介入のポイントを述べます．

1：子どもの認知面での発達段階は何歳か．子どもが理解できることばや態度でのやり取りをしましょう．

2：**気が散りやすい子どもの場合，特に食事空間の調整が鍵**になります．

　① 食卓で使用する椅子は，必ず足底が足台または床に全部つくこと．

　② **子どもの視界に，食べ物と食器以外のものが入らないようにする．壁には何もつけず，テレビ・ビデオ・YouTube®もオフにし，おもちゃも置かないようにする．テレビはオフでも画面に周囲が映り込むので画面を覆う．**

3：**家族と一緒に3食座って注入できるようになる**こと．このとき，子どもの前には家族が食べている食べ物を少量おきましょう．

4：家族が面白そうに楽しく食べて，真似をしたくなるような雰囲気を作ります．

5：**食べ物の探検を許す**．食べることを期待しないようにしましょう．手で持つ，かじる，かむなどのして欲しい行動には，**行動実況放送賞賛法**で注目します．

67 経管栄養中の子どもへの支援⑤ ADHD 特性をもつ経管栄養中の子どものバラエティを増やすには

参照先

- 神奈川県立こども医療センター：偏食外来パンフレット「チューブ，ばいばいさくせん」.
- こども偏食少食ネットワーク：支援者養成講座「経管栄養からの離脱」.

No. 68

経管栄養中の子どもへの支援⑥
摂食技能アップ，感覚特性への対応

関連用語	発達年齢
経管から経口へ	～6歳

具体的な質問

●軟口蓋裂の子どもで，口蓋形成術はすでに終了していますが，生まれてから3歳の現在まで経鼻経管栄養中です．
ペースト食は好きな味（カレーやトマトソース）は食べることもあるものの，少しでも形のあるものは，口の中に食べ物を入れられることを拒否したり，口に入っても手で掻き出してしまったりします．今後，どのように支援を進めていったらいいでしょうか．ビニール袋や，ひも状のもの口に入れるのは楽しそうにしています．

（訪問看護師）

対処　　関連質問　No.63, 64, 65, 66, 67

1：軟口蓋裂をもつ子どもは口腔内を陰圧にしにくいため，哺乳しにくかった可能性があります．また，医療行為のために，口腔内に嫌な経験をくり返して受けたことが摂食障害のリスクになります．また，基礎疾患の一環としての軟口蓋裂の場合は，発達の遅れも摂食障害のリスクとなります．

2：現在の子どもの認知面での発達段階は何歳レベルでしょうか．少なくとも1歳半の発達があれば，固形食を手づかみしてかじって噛んで飲み込むことはできるはずです．また，双方向のやり取りがあれば，他の人の食べる様子に興味をもち，同じことをしたがるはずです．これらのことができているのに，ペースト食までしか受け入れない場合は，固形を処理する摂食技能を獲得していないことと，ネガティブな体験から固形を口に入れることを感覚的に拒否している可能性が考えられます．2歳以上の発達段階だと仮定すると，以下のようなステップはいかがでしょうか．

① **1日3食，家族と一緒の食卓に機嫌よく座っていられることを目指します**．体格が2歳相当以上なら**ステップチェア**をおすすめします．**3食に合わせて，注**

116

入を 30 分以内で終わらせるようにします．注入回数が 4 回以上の場合は，寝ているときの注入はベッドで，それ以外は今までどおりでもいいでしょう．

② **食べさせないこと**：スプーンで与えられることを嫌がっているようなので，**スプーンで与えることをやめます．支援者は，固形食を箸や手を使って子どもの口に入れないようにします．**

③ 食卓で，家族が食べる様子に興味を示すかどうかが鍵です．周囲が楽しそうに美味しそうに見せびらかして食べましょう．

④ 大人の食べる様子に子どもが興味をもっても，すぐには与えない，もったいぶって面白そうに食べて見せます．どうしても欲しいという状況になったら，大人の食べ物を子どもの小指の先くらいの量だけ，子どもの前に 1 つおきます．

⑤ 食べるかどうかは見ません．大人は自分たちの食事を楽しく食べ続けます．

⑥ 大人は毎食違うメニューなので，子どもが興味をもつ食べ物も毎回違うはずです．家族のメニューの中から様々な食べ物を探検するチャンスを与え続けると，調理の負担も軽減されます．

⑦ 見つめられない，期待されない状況のほうが，子どもは安心して食べ物の探検を始めることが多いです．探検から，食べるまでの道のりは長いです．強制しない，期待して見ない，が鍵です．新しい食べ物を友だちにしていくという方法でじっくり見守りましょう．

⑧ 摂食技能も，感覚的な課題も上記の食べ物探検という，子どもが興味をもつゲームの中でゆっくり獲得していくことが多いです．

⑨ 摂食技能を促進するポイント：子どもが好きな味の固形食を，休日の午後の軽食タイムなどに食卓で，家族それぞれが食べ物を前に置き，「うさぎさんカリカリ」「ワニさんガリガリ」などとゲームをしながら，自分から口に入れかじって噛む練習をしていきます．

⑩ 感覚特性が強い場合は，複数の食感の食べ物を，短時間に探検できるような配慮をして，負荷をかけずに経験を増やしていくとよいといわれています（SOS approach mentorship course）．

⑪ 食べる品数が増え，やがて食べる量が増えてきます．

解説・背景　　関連質問 No.63, 64, 65, 66, 67

注入量の減らし方とよくあるトラブル対策

注入の減らし方はそれぞれのかかりつけ医と相談の上，個別対応ですが，以下に例

を示します.

- 1食に食べる量が,子ども茶碗1/3くらいになったら,注入の量を減らしていく.
- 1食に食べる量が,子ども茶碗に1/2杯になったらその食事の時の注入をやめる.
- 1日1回は子ども茶碗を1杯食べる.毎食なにかは食べ,口から食べることが当たり前と感じだしたら,チューブ交換時に,半日から1日注入なしにしてみる.
- 注入なしで食べる量が増えるようなら,注入をやめる.
- 体重が10〜15%程度減ることは許容する.遊べないくらい元気がなくなったら,再度注入に戻る.体重が戻ったらまたトライする.
- **急性感染などに罹患しても,注入なしで過ごせる,注入なしで3か月間体重が増加傾向にあれば,経管栄養離脱とする.**

経管栄養離脱中によくあるトラブル対策

- 注入をやめていくにあたり,**口から水分を摂取することを意識的に同時に進めます.** 自分でコップから水分を摂取することが難しい場合は,ストローやストローマグから,ストローからでむせる場合は,ブリックパックの細いストローから徐々に飲めるようにします.自分でスプーンから飲める場合はその量を地道に増やします.
- **注入離脱の途中で便秘が悪化したり,便秘になったりすることが多いです.痛くない快適な排便に**なるよう,かかりつけ医に相談して調整しましょう.

···· **参照先** ····

- 神奈川県立こども医療センター:偏食外来パンフレット「チューブ,ばいばいさくせん」.
- こども偏食少食ネットワーク:支援者養成講座「チューブ,ばいばいさくせん」.
- 田角勝:子どもの意欲を引き出す摂食嚥下支援.医歯薬出版株式会社,2019.

No. 69 支援方法の違いに戸惑いがあるときは？

関連用語	発達年齢
総論	〜6歳

具体的な質問

●通所療育施設での摂食支援方法について，子どもが嫌がっても無理矢理口に入れて食べさせていると，味がわかってその後食べ始める子どももいます．口に入ったことで食べられるなら，多少強引でも，誤嚥に気をつけながら介助するのがいいのでしょうか．でも保護者だったら，できないかもしれないとも思います．また，摂食拒否で頑として受け付けず，泣いて嫌がり，スプーンやお皿を手で押しのける子どもにはどういう対応を取ればいいですか． (言語聴覚士)

解説・背景

- 摂食支援の最終目的は何でしょうか．「自分で必要な食べ物を選んで必要な量食べられるようになること」ではないでしょうか．遅れがある子どもでも，成人したときにどういう環境にしたいかです．1〜2歳の認知発達があれば自分から食べ物を手づかみまたはスプーンで食べることができるはずです．
- 強制では，上記の目的は達成できません．子どもの発達段階にあわせて口腔機能と感覚のステップアップをすることが望ましいです．
- 摂食のためのSOSアプローチの基本原則から一部紹介します（詳細は参照先）．
  - 食べるための技能を磨くために，こども自らの動機づけを促します．
  - 子どもたち一人ひとりの発達状況，学習能力，体の特徴や環境が異なることを踏まえたうえで，典型的な発達過程を設計図（道しるべ）として食べるためのスキルを教えます．
  - 実践的な推論をもとに子どもたちの長所や違いを尊重しながら，様々な食品や栄養素を選び摂取する技能を身につける支援をします．
  - 子どもと支援者の遊び心を大切にし，こどもの発達段階や興味に合わせた「目的

を持った遊び」を通じて支援を行います．

参照先

- こども偏食小食ネットワーク：MISSION と CONCEPT．**（QR コード①）**
  https://infant-feeding-net-a.com/information/mission%e3%81%a8concept/
- こども偏食小食ネットワーク：摂食のための SOS アプローチの基本原則－白書－．**（QR コード②）**
  https://infant-feeding-net-a.com/

(QR コード①)

(QR コード②)

No. 70 最近の偏食の捉え方は変わった？

関連用語	発達年齢
総論	～6歳

参照 「子どもの偏食外来」 >>> p.55-59

具体的な質問

- 最近は給食を完食することを求めなくなり，子どもが食べたいものを選ぶようになってきました．それでも，様々な食材に触れて欲しいので，保育士は工夫して声かけをして食べられるようにしています．医師から見た偏食に対する考えを教えてください． （保育士）

解説・背景

- 保育所は食事・食行動の発達の要の場です．食べ物さんと仲良くなるような雰囲気を作っていただけると嬉しいです（強制しない，「この食べ物は〇〇色だね，小さいね」などの声かけ）．
- 筆者がこの本で述べてきたことの基本は，「食べることは単なるカロリーを摂るためではなく，家族みんなが食卓を楽しめること」です．そのための具体的な方法として，エリン・サターの**食卓における親子の役割分担**を紹介しています．以下にポイントを述べます．
① 子どもが食べることを楽しいと感じるようになるためには，家族が楽しく健康的な食事をすることが基本である．
② 親の仕事は「いつ」「どこで」「なにを」を決めることである．
③ 親の仕事は，親が与えたものを「食べるかどうか」「どのくらい食べるか」を子どもが判断できるように信頼することである．

参照先

- The Ellyn Satter Institute．（QRコード①）
 https://www.ellynsatterinstitute.org/

（QRコード①）

No. 71

なぜ食べないのか知るポイントは？

関連用語	発達年齢
総論	1〜6歳

参照 「子どもの偏食外来」 >>> p.79-94

具体的な質問

● なぜ食べないのかを知るために，養育者でもわかる乳幼児を観察する際の
ポイントがあれば教えてください． （栄養士）

対処

1：一言でいえば，**「子ども目線で考えてみよう」**です．

2：子どもは，まだことばで食べない理由を伝えることができません．なんとかわかって欲しいから必死で「嫌がる，そっぽを向く，吐く，投げる，怒る，泣く，立ち上がる，立ち歩く」というような行動をとります．

3：子ども目線で考えるとは，
① 子どもの行動の背景には何があるのか，② その行動を通して子どもは何を訴えたいのか，を探ることです．

No. 72 偏食をもつ子どもの保護者支援① 支援者のあり方

関連用語	発達年齢
養育者	1〜6歳

参照 「子どもの偏食外来」 >>> p.55-59

具体的な質問

● 家庭での食事内容を聞くと、「栄養バランスを考えていないのでは」と疑問符がつくことがあります。食内容に無頓着な保護者への啓蒙支援のポイントを教えてください。 (保育士)

対処

関連質問 No.73, 74, 75, 76

　食べない子どもへの支援として一丁目一番地は「食べさせようと強制しないこと」です。その根底には、「子どもは必要なものを必要な量食べることができるようになると信じて、親子の役割分担を守ること」があります。同様のことは保護者支援でもいえないでしょうか。**「子どもの食事に関心をもちバランスよく食べさせるように啓蒙する」は保育士から保護者への上から目線での指導**になります。おそらく反発、または無視されるでしょう。ここは一歩下がって、子どもの具体的な状況を伝え、どうしたらいいだろうかと相談する形を取るのはどうでしょうか。保護者は、自分の子どものことを真剣に考えてくれる人の話は聞いてくれるかもしれません。「実は、家でもこんなことに困っているんです……」などと本音がでてくることもあるでしょう。そうしたら、一緒に対応を考えていくことができるかもしれません。

参照先

・神奈川県立こども医療センター：偏食外来パンフレット０ 心の準備編「どうしてたべてくれないの？」.

No. 73

偏食をもつ子どもの保護者支援②
好き嫌いに悩む保護者への
支援の一歩

関連用語	発達年齢
養育者，心理社会	1～6歳

参照 「子どもの偏食外来」>>> p.55-59, p.79-82

具体的な質問

● 保育所の保護者から，子どもの好き嫌いに困っているという相談をよく受けます．保護者対応でどのようにアドバイスをしたらいいですか．

（保育所栄養士）

対処

関連質問 No.72, 74, 75, 76

　作ったものを食べてくれない状態が続くとどんな保護者でも心が折れてしまいます．保護者に対しては，「せっかく作ったのに食べてくれなくてガッカリされているのですね」と共感のことばをかけることから始めましょう．

　そして，**偏食外来パンフレット，心の準備編の「食卓における親子の役割分担」を一緒に見ながら**，まずは，「食べることを強制しないこと」，「食事の役割分担の徹底」について話し合いできるといいですね．

参照先

・神奈川県立こども医療センター：偏食外来パンフレット0 心の準備編「どうしてたべてくれないの？」．

No. 74

偏食をもつ子どもの保護者支援③
保育所と家族との協力

関連用語	発達年齢
総論	1～4歳

参照 「子どもの偏食外来」 >>> p.55-59, p.79-82

具体的な質問

● 年々，偏食の目立つ子どもが増加傾向にあるように感じます．そのなかでも，白米のみであれば好んで食べますが，その他のおかずなどには目もくれない子どもが増えているように感じます．保育所では少しでも興味や意欲をもてるようにとかかわりを工夫していますが，家庭では周囲におなかを満たすいろいろな誘惑もあり，保護者は「上の子も食べられるようになったから，大丈夫」と思うところもあるようで，保育所と家庭でかみ合わないところがあると若干感じます．保育所としても，無理強いしてという気持ちはないですが，家庭と協力して前を向くために，保育士としてどう関わっていくべきなのか教えてください．お預かりしている対象年齢は3歳未満児です．
(保育士)

解説・背景

関連質問 No.20, 24, 32, 41, 77

- ・偏食の子どもの 1/3～1/2 はそのままでも 2 年以内に改善するといわれています．
- ・子どもは，1 歳をすぎると他人の区別がついてきて，嫌なことは嫌といえるようになり，意思表示をはっきりするようになります．この時期に，好き嫌いがでてきたと感じます．
- ・保育所では，決まった時間に決まった場所で，年齢の近い子どもたちが食卓を囲むという理想的な食事環境を作れます．**保育士は，自分で食べたいという気持ちを尊重し，食べようとし始めたり，食べなかったものに興味を示したりしたときに，いいねサインをだしていくと子どもはもっとやる気になるかもしれません．**
- ・保育園児でよくあるのは，保育所から帰宅後，夕食まで待てなくてお菓子を与えてしまうパターンです．筆者は，保育所に通う子どもは夕食を 2 段構えにして，待てない子どもには，「早弁（はやべん）だよ」といって食卓に座らせて，夕食の一

部ですぐ用意できるものをだし，その後家族一緒の食事をすることを提案していま
す．夕食の一部を与えるのでバランスは取れ，お菓子でおなかを満たさないので，
夕食第2弾に少ない量しか食べなくてもあまり気になりません．

No. 75

偏食をもつ子どもの保護者支援④
まずは食卓に座ることから

関連用語	発達年齢
総論	1〜6歳

具体的な質問

参照 「子どもの偏食外来」>>> p.55-59, p.79-82, p.83-94

●偏食をもつ子どもに対し，食事を無理にすすめることはしていませんが，その対応が合っているのか，食への関心が削がれていないか不安になることがあります．いい言葉がけ，食事の環境があれば教えてください．

(保育士)

解説・背景　　　関連質問 No.49, 72, 73, 74, 76

　言葉がけもですが，「食事時間はしつけである，○○ねばならない」という雰囲気ではなく，**「食事時間は楽しいね，座ってるだけでいいよ，食べない子も特別扱いしないよ」**という対応がよいです．無理してすすめなくても，保護者の気持ちは落ち着きませんが，無理してすすめると，結局子どもにもっと悪影響がおよびます．

No. 76

偏食をもつ子どもの保護者支援⑤
具体的な状況からヒントを探そう

関連用語	発達年齢
総論	1〜6歳

具体的な質問

参照 「子どもの偏食外来」 >>> p.55-59, p.79-82, p.83-94

● 偏食の子どもへの対応について，家族に質問されることが多いです．自宅で，長い経過のなかでどのような対応ができますか．その子ども・年齢の違いなどによっていろいろな対応があると思いますが，どのように家族に話すべきか悩むことがあります．　　　　　　　（保育所看護師）

解説・背景　　　関連質問 No.49, 72, 73, 74, 75

・自分の子どもが偏食だという相談は日常的にありますね．相談を受けるということは，その家族は間違いなく困っているはずです．でも，看護師としてそんなに時間は取れないし，何か効果的な対応がないか知りたいところでしょう．まずは，「**どんなことが気になるか，具体的な場面を教えてもらえますか**」と聞くと状況を教えてもらうことができ，ヒントが見えてくることが多いです．

・座らない，座っていられない，立ち歩く，遊び食べするなどの食行動の問題がある場合：保育所では座っていられることが多いですよね．すると，偏食パンフレットの食事の時間と空間のデザインを見ながらできることを探っていけるかもしれません（偏食パンフレット2ステップアップ編「いつどこでたべる？」参照）．

・食べさせられると嫌がる，吐く，えずく，怒る，食べ物に興味がなさそうなどの相談の場合：保育所では少ないながら食べている，嫌がらないこともあるかもしれません．保護者には，「食べる，食べない，食べる量は子どもが決める仕事だといわれていますよ．お子さんを信用して，無理に食べさせることをやめてみませんか」と提案できます．

・食べ方が汚い，汚す，投げる，スプーンやフォークを使わないなどの相談の場合：「子どもは食べることの初心者なので，失敗しながら上手になっていくようですよ．ここはいっとき我慢してみませんか」などと提案できるかもしれません．

- 看護師として見逃してはいけないことは，便秘と，睡眠障害です．排便が週4回以上あるか，痛がったり，排便時に血がついたりしていないか確認し，気になったら小児科受診をすすめましょう．また，入眠までに30分以上かかる，夜中に何度も起きる，など睡眠障害が疑われる場合や，鼻詰まりや扁桃肥大の疑いがあるようなら耳鼻咽喉科受診をすすめましょう．

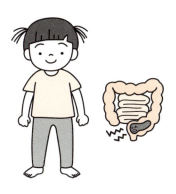

睡眠調整

- 2歳以降なら，21時までに眠り朝7時までに起きる．
- 就寝の1時間前までに夕食と入浴をすます．
- 入眠1時間前は部屋を暗くし，ブルーライト（テレビ，ビデオ，YouTube®など）をオフにする．
- 昼寝は15時まで（おそくとも17時まで）．睡眠調整を生活年齢相当にすることで，食事のスケジュールを作りやすくなる．現在，夜寝る時間が遅い場合は，15分ずつ早くして慣れさせる．起床時間が遅い場合は，（これから使う）集団生活にあわせて15分ずつ早起きしていく．

便秘を見落とさないで

- 偏食のある子どもは偏食のない子どもに比べ，慢性機能性便秘を抱えていることが多い．小食の子どもが食べる量が増え出したときも，便秘になりやすい．すでに便秘の治療中であっても，不十分な治療のままのこともある．「便秘はありますか」ではなく，「ウンチは週に何回くらい出ていますか（週4回以上を目指す）」「排便時に真っ赤になって何分もいきんでいませんか」「排便後に拭くと血がついていたりしませんか」などと具体的に聞いてみる．

- また，幼児では，大人の拳大の硬い便が出ることがある場合や，両足を股のところでクロスさせて我慢している場合，パンツに便汁が付いている場合は，便塞栓が疑われる．いずれも，排便日誌を2週間つけてもらって，かかりつけの小児科を受診するよう促す．
- 排便日誌を1～2か月つけて排便調整ができてきたら，筆者は，家族全員のうんちカレンダーをトイレなどに貼って，子どもだけでなく家族も排便したら書き込むことを提案している．すると，結構楽しくみんなでつけるようになり，子どもだけが特別扱いで管理されるのではなく，家族全員の健康管理にもなることがある．

参照先

- 日本小児栄養消化器肝臓学会，他（編）：小児慢性機能性便秘ガイドライン．診断と治療社，2013（**QRコード①**）．
  学会のTOPページのアドレス https://www.jspghan.org/
- 小児慢性機能性便秘ガイドライン作成委員会：排便日誌（**QRコード②**）．
  http://www.jspghan.org/constipation/kanja.html

(QRコード①)

(QRコード②)

No. 77 自宅では食べるのに保育所では食べられない子どもは？

関連用語	発達年齢
心理社会	1～6歳

具体的な質問

● 自宅では食べられるものでも，保育所では食べない子どもがいます．どう対応すればいいでしょうか． （保育所栄養士）

対処 関連質問 No.74

　同じメニューなのに，なぜ家では食べられるのに保育所では食べられないのかと不思議に思うかもしれません．でも子どもは，自宅での〇〇と保育所ででる〇〇はまったく違うものと捉えているかもしれません．

　食べられないものがあるものの，他のものはそこそこ食べている場合は以下のような方針で見守ってはいかがでしょうか．

① 基本は，強制しない，時間と空間の環境調整，親や施設職員の行動療法です．

② 食器は基本保育所のもので．食事時間に本人が安心安全を感じられるようになると，本人の興味関心が増えていきます．

③ 保護者に敬意を示しながら子どもの状況を共有することで，保護者が保育者を信頼するようになると，子どもも安心を感じるようになることがあります．また，自宅で食べているという内容から，課題が見えてくるかもしれません．

No. 78 文化的背景の違う子どもへの対応①
保護者・子どもへの配慮

関連用語	発達年齢
心理社会，養育者	～6歳

具体的な質問

●外国籍の子どもの入所が増えています．日本食に慣れていない子どもや保護者（家庭）への配慮はあるでしょうか．　　　　　　　　　　　　（保育士）

対処

関連質問 No.77, 79

食べることは文化的に一番深いので変わりにくいといわれています．家庭とは違う保育所という環境で，かつ食べ慣れていない食べ物が提供されるという状況は，大変な事態だろうと想像することから始めませんか．

対処の一番は

① **保育所が安心安全と感じられるように，保育士が家族と信頼関係を築く．**
例：保育士と家族が親しく会話する様子を子どもが見る．するとだんだん以下のような変化がでるかもしれない．
② 子どもが他の園児と仲良くなる．
③ 本人が他の子どもの食べているものに興味をもつ．
④ なんだろうと思ってその食べ物を探検し始める．
⑤ だんだん提供される食べ物を食べるようになる．

No. 79

文化的背景の違う子どもへの対応②
学校での指導

関連用語	発達年齢
心理社会，養育者	〜6歳

具体的な質問

●父親がアメリカ人で子どもはアメリカで育った，偏食の子どもがいます．面談での保護者の意向としては，「食事は楽しい時間にしたいので，嫌な思いをしてほしくない．アメリカ人は野菜をほとんど食べない．不足した栄養素はサプリメントで補うのが当たり前」とのことで，家庭と連携を図りながらの取組みが難しい状況です．このような場合，学校ではどのように指導を行っていけばいいのか教えてください．　　　　　（小学校栄養士）

対処　　　　　　　　　　　　　　　　　　　　　関連質問　No.78

1：食べることにかかわる文化の違いに戸惑っておられるのですね．

2：すでに就学後のようですので，本人と家族に困り感があるかどうかがポイントですね．

3：子どもに医学的な課題，例えば成長障害，栄養失調が疑われる場合は，保護者へ率直に心配を伝えて医療につなげます．

4：子どもが，偏食のため集団参加できなくて困り感を抱いている場合は，子どもへの働きかけも家族とともに考えてみます．

5：また，サプリが適切に使われているかも家族や子どもと一緒に見直してみましょう．

No. 80 アドバイスされ続け，疲れている保護者にかけることばは？

関連用語	発達年齢
養育者	1〜6歳

具体的な質問

● 何度も様々なところでいろいろなアドバイスを受け，疲れているように見える保護者に，どういうことばをかければいいでしょうか． (保育士)

対処　　　　　　　　　　　　　　　　　　　　　関連質問 No.57, 60, 61

「これまで，いろいろなアドバイスを受け，なんとか食べるようになって欲しいとたくさんの努力をしてこられたのですね．お子さんのことを大事に思っておられるのですね」と，まずは**これまでの努力を認め，心から労いのことばをかけ**ましょう．

「**お子さんが思うように食べてくれないと，一緒に食べる親の方も食欲が落ちることもあるといわれています．〇〇さん，ご自身の食事は取れていますか**」と保護者の健康を気づかいます．

「いえ，それが，一緒に食べても食べた気がしなくて，こっちの食欲もなくなり，時間も取れず，台所でささっと食べてしまうことも多いです」などと保護者の状況が伺えたら，「それは，心配ですね．お母さんが心から美味しく食べることが一番大事ですよね．お母さんが，自分の好みのメニューを食べていたら，きっとニコニコ顔になっているでしょう．それを見たら，お子さんも興味をもつかもしれませんね」などと，**保護者が「食べることは楽しいこと」を見せることが大事**であることを伝えます．

ほとんどの食べない子どもをもつ保護者は，子ども主体のメニュー作りに力を注ぎ，親の食事はおざなりになっています．保護者は自分たちが美味しいと思うバランスのよい食事をすることが，結果的によい教育になります．

索　引

和　文

あ行

赤身の肉魚　13
遊び飲み　3
安全に与えるポイント　27
栄養素別メニューリスト　73
えずき（えずく）　22, 27
嘔吐　46
オエッとなる　38, 47
お片付け作戦　xix, 61

か行

外国籍　132
感覚過敏　67, 71, 92
感覚特性　93
器質的疾患　18
口の中にためこむ　24
経管栄養中の子ども　108, 109, 111, 113, 114, 116
経管栄養離脱　112, 118
顕微鏡的変化　72, 81
口腔感覚対応食　90
高次医療機関　37
行動実況放送賞賛法　91
誤嚥　26, 27
こだわり　76
こだわり特性　67, 71
ことばの発達　94
こども偏食少食ネットワーク 支援者養成講座　79
子ども目線　122

さ行

座卓　96

品数　xviii
自閉スペクトラム症　78
自閉スペクトラム症の子ども　90
小食　14, 50, 60, 64
食事回数　11
食事の回数　39
食卓における親子の役割分担　v, 98, 121
食物繊維　57
知らんぷり作戦　xix
白身魚　13
吸い食べ　42
水分　88
水分摂取　89
睡眠覚醒リズム　1, 62
睡眠覚醒リズムのコントロール　1
睡眠覚醒リズムの異常　3
睡眠覚醒レベル　63
睡眠調整　129
成長曲線　40
摂食支援の最終目的　119
舌挺出反射　9, 10
先天代謝異常　16
早産児　34
卒乳　50

た行

体重増加不良　6
食べ飽きをふせぐ方法　72
食べものへのこだわり　65
食べることに興味がない　98, 100
食べることに興味を示さない　7
ダラダラ食べ　95

窒息　23
低出生体重児　20

な行

日常生活リズム　62
乳児型食思不振症　7, 63
乳房圧迫　1, 4

は行

吐きだし　22
白米　69
ばっかり食べ　x
発達障害　76, 83
発達障害をもつ子ども　76
発達段階に合わせた感覚口腔機能ステップ　104, 110
プライベートゾーン　xx
文化的背景　132, 133
別盛り　xx
ベビーフード　28
便秘　129
保育所　32, 40, 55, 56, 69, 131
母乳　1, 4, 5, 14, 29, 30, 48
母乳で育てられている子どもの成長曲線　11

ま行

丸のみ　24
味覚　35
ミルク　69
虫歯　74
むせ（る）　44, 46
モンスターをお友だちにする方法　105

や行

野菜嫌い　56, 57
やせ　48
予後　113

ら行

リクライニング授乳　5
離乳食　38, 40, 52
離乳食とミルクの回数　11
離乳食の進め方　8
ループ付き手拭きタオル
　xx

欧文・数字

5歳児健診　80
NICU　19
SGA　20
SOS aproach to feeding
　78

著者プロフィール

大山牧子
Makiko Ohyama

MD, PhD, IBCLC（国際認定ラクテーション・コンサルタント）
所属：地方独立行政法人　神奈川県立病院機構　神奈川県立こども医療センター偏食外来

【略歴】

1981 年　　　　　岡山大学医学部卒業
1985〜2022 年 3 月　神奈川県立こども医療センター新生児科医長
2013〜2022 年 3 月　同地域保健推進部部長兼務
2022 年 4 月〜　　　同新生児科非常勤医師

【母乳育児・乳児栄養関連活動】

2000 年　国際認定ラクテーション・コンサルタント認定，2020 年再認定
2015 年　SOS(Sequential Oromotor-Sensory) Approach to Feeding 基礎コース終了
2018 年　SOS Approach to Feeding メンターシップコース終了
　　　　乳幼児摂食障害を対象とした「偏食外来」を 2015 年から開始，現在年間 120〜150 名の新規患者を診療中．
2021 年　偏食オンライン相談開始
　　　　母乳育児，補完食，乳幼児摂食障害に関する講演を地域保健師・栄養士・保護者向けにしている．

【著書】

2023 年 5 月　「子どもの偏食外来　いつもの小児科外来や健診で役立つヒント」（診断と治療社）
2024 年 11 月「子どもの偏食Q＆A　あるある悩みにどう答える」（中外医学社）

- **JCOPY** 〈出版者著作権管理機構 委託出版物〉
  本書の無断複写は著作権法上での例外を除き禁じられています.
  複写される場合は, そのつど事前に, 出版者著作権管理機構
  （電話 03-5244-5088, FAX03-5244-5089, e-mail：info@jcopy.or.jp）
  の許諾を得てください.
- 本書を無断で複製（複写・スキャン・デジタルデータ化を含みます）する行為は, 著作権法上での限られた例外（「私的使用のための複製」など）を除き禁じられています. 大学・病院・企業などにおいて内部的に業務上使用する目的で上記行為を行うことも, 私的使用には該当せず違法です. また, 私的使用のためであっても, 代行業者等の第三者に依頼して上記行為を行うことは違法です.

発達障害や経管栄養の悩みにも

子どもの偏食相談スキルアップ

子どもの偏食事例相談からどう読み解く？　　　　　ISBN978-4-7878-2687-9

2025 年 1 月 10 日　初版第 1 刷発行

著　　者	大山牧子	
発 行 者	藤実正太	
発 行 所	株式会社 診断と治療社	
	〒 100-0014　東京都千代田区永田町 2-14-2　山王グランドビル 4 階	
	TEL：03-3580-2750（編集）　03-3580-2770（営業）	
	FAX：03-3580-2776	
	E-mail：hen@shindan.co.jp（編集）	
	eigyobu@shindan.co.jp（営業）	
	URL：https://www.shindan.co.jp/	
表紙デザイン	株式会社 オセロ	
本文イラスト	松永えりか（フェニックス）	
印刷・製本	日本ハイコム 株式会社	

© 株式会社 診断と治療社, 2025. Printed in Japan.　　　　　　　　　　　［検印省略］
乱丁・落丁の場合はお取り替えいたします.

子どもの偏食外来
いつもの小児科外来や健診で役立つヒント

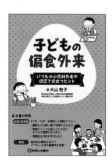

「食べること」に関する相談を受ける小児科医，保健医療従事者，保育士，栄養士などの専門家を対象に，小児摂食障害の予防と対処について，小児科外来や健診で使える情報がコンパクトにわかりやすくまとまっています．
前半（総論と実践編）は，健診や小児科外来で，食事についての困りごとを持つ子どもを理解し，実践的な対処を知るための知識が満載．後半（事例）では，具体的な事例をもとにそれぞれの経過をみながら実際の対処法を学ぶことができます．

□A5判　144頁
定価3,960円（本体3,600円+税）
ISBN978-4-7878-2610-7

地方独立行政法人 神奈川県立病院機構
神奈川県立こども医療センター偏食外来
大山 牧子 著

■目次

総論
1. 飲んだり食べたりにかかわる10の神話
2. 飲むこと・食べることの標準的な発達
3. 小児科外来で使える乳汁から家族の食事への支援
4. 好き嫌い，偏食，小児摂食障害
5. 小児摂食障害スクリーニング
6. 小児摂食障害のリスク因子

実践編
7. 栄養評価の実際
8. 摂食技能の評価
9. 食卓での親子の役割分担
10. 「いつ」食事の時間の調整
11. 「どこで」食事の空間の調整
12. 「なにを」食べ物の出し方
13. 一切の強制をやめるということ：子どもが安心・安全を感じる食卓に
14. 親を悩ます子どもの食行動への戦略
15. 自閉スペクトラム症を持つ子どもの場合

事例
事例1　母乳しか飲まない1歳2か月男児
事例2　母乳しか飲まない1歳3か月女児，一時的に胃管栄養を併用して改善
事例3　母乳しか飲まない1歳7か月女児
事例4　離乳食から移行できない，噛まない1歳7か月女児
事例5　アレルギーによる食事制限があり，食べる品数が少ない3歳5か月男児
事例6　弁当に入れるものがない4歳男児
事例7　胃管栄養で在宅ケア中の修正10か月早産男児

診断と治療社

〒100-0014　東京都千代田区永田町2-14-2山王グランドビル4F
電話 03(3580)2770　　FAX 03(3580)2776
https://www.shindan.co.jp/
E-mail:eigyobu@shindan.co.jp